全国高等院校医学实验教学规划教材

编审委员会主任委员　文格波
编写委员会总主编　姜志胜

# 显微形态学实验

## （组织学与胚胎学分册）

主　编　屈丽华　罗红梅
主　审　周国民　严悦卿
副主编　龙双涟　张建湘　李朝红　唐显庆
编　委　（按姓氏笔画排序）
　　　　龙双涟　龙治峰　石金凤　刘月顺
　　　　严悦卿　李美香　李朝红　肖　萍
　　　　张建湘　张蒙夏　张晓红　罗红梅
　　　　周国民　屈丽华　赵国军　莫中成
　　　　唐显庆　黄欣琼　谢远杰

科学出版社
北　京

## 内 容 简 介

本书为全国高等院校医学实验教学规划教材之一,共分两篇。第一篇为验证性实验,主要描述细胞、组织、器官的正常形态结构及胚胎发生过程;第二篇为综合创新性实验,主要介绍组织学与胚胎学研究方法的基本原理、实验步骤和应用。

本书适用于医学各层次、各专业的组织学与胚胎学实验教学,也可供医院从事病理检验、妇产科、儿科的医务人员参考。

**图书在版编目(CIP)数据**

显微形态学实验(组织学与胚胎学分册)/屈丽华,罗红梅主编.—北京:科学出版社,2010.7
(全国高等院校医学实验教学规划教材)
ISBN 978-7-03-028351-1

Ⅰ.显… Ⅱ.①屈… ②罗… Ⅲ.①人体形态学-显微术-实验-医学院校-教材②人体组织学-实验-医学院校-教材 ③人体胚胎学-实验-医学院校-教材④ Ⅳ.R32-33

中国版本图书馆 CIP 数据核字(2010)第 138781 号

策划编辑:邹梦娜　李国红/责任编辑:秦致中　邹梦娜/责任校对:陈玉凤
责任印制:赵　博/封面设计:黄　超

**科 学 出 版 社** 出版
北京东黄城根北街 16 号
邮政编码:100717
http://www.sciencep.com

**北京世汉凌云印刷有限公司** 印刷
科学出版社发行　各地新华书店经销
*
2010 年 7 月第　一　版　　开本:787×1092　1/16
2016 年 8 月第七次印刷　　印张:9 1/2
字数:216 000
**定价:35.00 元**
(如有印装质量问题,我社负责调换)

# 序 一

 医学是一门实践性很强的学科,而医学实验教学是医学教育的重要组成部分,是保证和提高医学人才培养质量的重要环节和必要手段。教育部、卫生部《关于加强医学教育工作提高医学教育质量的若干意见》中提出"高等学校要积极创新医学实践教学体系,加强实践能力培养平台的建设,积极推进实验内容和实验模式的改革,提高学生分析问题和解决问题的能力",进一步明确了医学实验教学的重要性。

 随着现代医学模式的转变、医学教育标准的推行和我国卫生服务发展要求的变化,进一步提高医学教育质量,构建具有中国特色社会主义医学教育体系,已成为高等医学教育界高度关注的重大课题。在这一背景下,我国医学实验教学的改革近年来也进行了积极探索和实践,许多高校通过树立以学生为本、知识传授、能力培养、素质提高、协调发展的教育理念和以能力培养为核心的实验教学观念,建立有利于培养学生实践能力和创新能力的实验教学体系,建设满足现代实验教学需要的高素质实验教学队伍,建设仪器设备先进、资源共享、开放服务的实验教学环境等有力措施,全面提高实验教学水平。

 此次,南华大学医学院协同国内相关高校共同编写了《全国高等院校医学实验教学规划教材》,在推进医学实验教学教材建设上迈出了新的一步。这套教材涵盖了解剖学、显微形态学、医学免疫学、病原生物学、机能学以及临床技能学的实验教学内容。全套教材贯彻了先进的教育理念和教学指导思想,把握了各学科的总体框架和发展趋势,坚持了"四个结合",即理论与实验结合、基础与临床结合、经典与现代结合、教学与科研结合,注重对学生探索精神、科学思维、实践能力、创新能力的培养,不失为一套高质量的精品教材。

 愿《全国高等院校医学实验教学规划教材》的出版进一步推动我国医学实验教学的发展。

中国高等教育学会基础医学教育分会理事长

北京大学医学部副主任

2010 年 2 月

# 序 二

医学实验教学在整个医学教育过程中占有极为重要的地位,提高医学实验教学质量必将有助于提高医学教育的整体水平。随着现代生命科学及其各种实验技术的飞速发展,大量先进的医学实验教学理念与方法进入实验教学体系,医学教育内容与环境发生了日新月异的变化。近年来,国内很多医学院校对传统医学实验教学模式进行积极改革和有益尝试,积累了值得借鉴的经验。2008 年,国家教育部、卫生部联合印发《本科医学教育标准——临床医学专业(试行)》,对本科临床医学专业毕业生的思想道德与职业素质、知识、技能培养目标提出了更高的明确要求。

在这一背景下,南华大学《全国高等院校医学实验教学规划教材》编写委员会组织相关学科专业的专家教授,共同编写了这套实验教学规划教材。全套教材共九本,包括:《系统解剖学实验》、《局部解剖学实验》、《显微形态学实验(组织学与胚胎学分册)》、《显微形态学实验(病理学分册)》、《医学免疫学实验》、《病原生物学实验(医学微生物学分册)》、《病原生物学实验(人体寄生虫学分册)》、《机能实验学》、《临床技能学》。

本套规划教材的编写,吸收了南华大学等多个高校多年来在医学实验教学方面的改革创新成果,强调对学生基础理论、基本知识、基本技能以及创新能力的培养,打破现行课程框架,构建以技能培养为目标的新型医学实验教学体系,注重知识的更新,反映学科的前沿动态,体现教材的思想性、科学性、先进性、启发性和实用性。借鉴国内外同类实验教材的编写模式,内容上将医学实验教学依据医学实验体系进行重组和有机融合,按照医学实验教学的逻辑和规律进行编写。

本套规划教材适用对象以本科临床医学专业为主,兼顾预防医学、医学检验、口腔医学、麻醉学、医学影像学、护理学、药学、卫生检验等专业需求,涵盖基础医学全部课程的实验教学。各层次、各专业学生可按照其专业培养的特点和要求,选用相应的实验项目进行教学与学习。

本套规划教材的编写出版,得到了科学出版社和南华大学的大力支持,凝聚了各位主编和全体编写、编审人员的心血和智慧。在此,一并表示衷心感谢。

由于医学实验教学模式尚存差异,加上我们的水平有限,本套规划教材难免存在缺点和不当之处,敬请读者批评指正。

总主编

2010 年 2 月

# 前　言

　　组织学与胚胎学均属形态学科,有密切的内在联系,是医科学生学习生理、生化、病理、妇产科、儿科等后续课程和临床实践所必需的基础。实验教学是其中的重要环节,其实验方法与手段主要是利用显微镜并结合模型、照片、实物标本和多媒体技术观察组织细胞、器官的正常细微结构及胚胎发生过程中的动态变化。为更好地适应21世纪高校医学实验教学改革、全面提高本科教学质量,教材建设至关重要。为此,我们根据新的人才培养目标和卫生部规划教材教学大纲的要求,结合我们多年的教学实践,组织编写了这部符合国家实验示范中心建设要求的实验教学规划教材——显微形态学实验(组织学与胚胎学分册)。

　　本书共分两篇,第一篇为验证性实验,主要描述细胞、组织、器官的正常形态结构及胚胎发生过程,对每项实验的目的、内容、实验中观察的每一张切片、电镜照片与模型进行了重点突出的简述;第二篇为综合创新性实验,主要介绍组织学与胚胎学研究方法的基本原理、实验步骤和应用。

　　本书坚持传承与创新相结合,改变以往传统的图文分家的老模式,做到图随文走,图文并茂,更加有利于学生直观、便捷地学习和掌握理论讲授内容。为使学生拓宽知识面,培养学生的科学思维方式和创新能力,我们将本学科的新知识、新技术、新理论、新进展及学科交叉内容融入综合性与创新性实验中。

　　本书是一本图谱化的形态学教科书,插图总量达360余幅,包括光镜照片、电镜照片、模型照片和胚胎实物照片,充分彰显了形态学科的教学特点,对学生具有直接的指导作用,尤其是胚胎学部分首次将文字描述与不同侧面的模型照片一一对应,不仅在课堂上有很强的指导作用,而且也非常有利于学生在课外预习和复习。

　　本书的编写得到了南华大学各级领导及多所医学院校同行专家、教授的帮助和指导,在此向他们表示衷心的感谢。

　　由于编写时间仓促,水平有限,难免有疏漏和错误之处,恳请各界同仁和读者指正,以期再版时进一步完善。

屈丽华　罗红梅

2010 年 3 月

# 目　　录

## 第一篇　验证性实验

第1章　组织学绪论 …………………………………………………………………… (1)

第2章　上皮组织 ……………………………………………………………………… (8)

第3章　结缔组织 ……………………………………………………………………… (13)

第4章　血液 …………………………………………………………………………… (18)

第5章　软骨组织和骨组织 …………………………………………………………… (22)

第6章　肌组织 ………………………………………………………………………… (27)

第7章　神经组织 ……………………………………………………………………… (31)

第8章　神经系统 ……………………………………………………………………… (37)

第9章　眼和耳 ………………………………………………………………………… (40)

第10章　循环系统 …………………………………………………………………… (48)

第11章　皮肤 ………………………………………………………………………… (53)

第12章　免疫系统 …………………………………………………………………… (57)

第13章　内分泌系统 ………………………………………………………………… (63)

第14章　消化管 ……………………………………………………………………… (67)

第15章　消化腺 ……………………………………………………………………… (75)

第16章　呼吸系统 …………………………………………………………………… (81)

第17章　泌尿系统 …………………………………………………………………… (84)

第18章　男性生殖系统 ……………………………………………………………… (89)

第19章　女性生殖系统 ……………………………………………………………… (93)

第20章　胚胎学绪论 ………………………………………………………………… (100)

第21章　胚胎发生总论 ……………………………………………………………… (101)

第22章　颜面的发生 ………………………………………………………………… (111)

第23章　消化系统和呼吸系统的发生 ……………………………………………… (113)

第24章　泌尿系统和生殖系统的发生 ……………………………………………… (116)

第25章　心血管系统的发生 ………………………………………………………… (120)

## 第二篇　综合创新性实验

第26章　快速疏松结缔组织铺片的制作 …………………………………………… (127)

第27章　显示脂肪的染色方法 ……………………………………………………… (128)

第28章　白细胞分类计数 …………………………………………………………… (131)

第29章　胰岛中三种主要内分泌细胞的鉴别 ……………………………………… (133)

第30章　PAS染色法显示肝糖原 …………………………………………………… (135)

第31章　生精细胞凋亡的检测 ……………………………………………………… (136)

第32章　胚胎发育综合创新性实验 ………………………………………………… (138)

第33章　鼠胚胎标本的制作 ………………………………………………………… (141)

第34章　骨髓基质干细胞的分离和培养 …………………………………………… (143)

# 第一篇 验证性实验

# 第1章 组织学绪论

组织学是基础医学的主干课程,属于形态学科,具有很强的直观性和实践性,实验课是本课程的一个重要组成部分,以显微镜观察组织切片为主,它可以帮助学生在观察机体组织、器官的细微结构的基础上对理论进行理解和记忆;而学生基本技能的训练、科学的思维方法、严谨的科学作风、实事求是的科学态度的培养更是离不开实验课。对于医学生来讲,掌握组织学的基本知识和技能,是将来学好生理学、病理学、诊断学等后续课程的基础。

## 一、实验目的

(1) 熟悉实验室规则和实验课注意事项。
(2) 掌握组织学实验课的实习方法。
(3) 熟练掌握光学显微镜的基本结构和操作方法。
(4) 掌握 HE 染色的原理及结果。

## 二、实验内容

### (一) 实验室规则和实验课注意事项

(1) 实验前须做好一切准备工作,预习当次内容,带好必需的用具(包括理论及实验教材、实验报告、红蓝铅笔、普通铅笔、尺子及橡皮),以便在需要时参考或绘图。
(2) 严禁携带食物进入实验中心。
(3) 实验时严格按编定的实验室和座位就坐。
(4) 不得迟到早退,未经许可不得中途离开。
(5) 保持室内安静,不准高声谈笑和无故走动;不准吸烟和乱画黑板,不准随地吐痰,不准穿拖鞋进实验室,不准在实验室使用通讯工具。
(6) 观察模型时不要离开桌(台)面,要轻拿轻放,观察完后要拼装好,放回规定位置。
(7) 爱护国家财产,不许随便拆装显微镜上的零件,损坏切片或模型等公共财产时,要及时报告老师,并按规定酌情赔偿。
(8) 实验后要收拾好实验用的一切物品,由班干部安排值日生打扫卫生,关好门窗、水电后,方能离开实验室。

### (二) 组织学的实验目的与方法介绍

**1. 组织学的实验目的**
(1) 通过实验可以验证某些讲授过的基本理论知识,以便更深入理解和掌握人体各种主要组织器官的结构。
(2) 通过切片及模型的观察、绘图和描述等基本技能训练,培养学生独立思考、独立工作的能力。
(3) 培养学生科学的思维方法,严谨的科学作风,实事求是的科学态度以及爱劳动、爱护公共财物的品德。

### 2. 组织学技术简介

(1) 光学显微镜技术

1) 一般光镜技术(light microscopy, LM):一般光镜技术又称普通光镜技术,石蜡切片技术(paraffin sectioning)是最经典而最常用的技术。其基本过程是:

A. 取材:自动物或人体取下小块组织。组织越新鲜越好,人体组织一般应在死后 4 小时内取材,动物组织则应在处死后立即取材。材料大小一般不超过 $1.2cm×0.5cm×0.2cm$。

B. 固定:将取下的材料立即投入固定液内,目的是保持细胞或组织的自然状态,防止组织腐败和自溶。常用的固定液有福尔马林、Zenker 液等。

C. 脱水:将组织块投入乙醇溶液,由低浓度开始,逐渐移至纯乙醇,以脱去组织中的水,便于包埋时石蜡浸入。

D. 包埋:把组织块包埋在石蜡中制成蜡块。

E. 切片:用切片机将蜡块切成薄片(一般厚 $4\sim7\mu m$)。

F. 染色和封片:将切成的薄蜡片贴在载玻片上进行染色,染色方法很多,最常用的是苏木素-伊红染色法(简称 HE 染色法),染色后在切片上滴上树胶加盖玻片封固。

HE 染色的原理及结果:苏木素是碱性染料,可使酸性物质着色,凡与苏木素结合呈蓝色反应的物质,称嗜碱性物质。伊红为酸性染料,可使碱性物质着色,凡与伊红结合呈红色反应的物质,称嗜酸性物质。HE 染色后,细胞核被染成紫蓝色,细胞质一般被染成红色。

2) 特殊光镜技术:从研究对象的特性与研究目的出发,应用带特殊装置显微镜的技术,统称特殊光学显微镜技术。

A. 荧光显微镜:用于观察在组织化学与免疫组织化学中使用荧光素染色或作为标记物的标本以及某些自发荧光的标本,使研究者通过观察荧光的分布与强弱来了解组织的情况。

B. 相差显微镜:用于观察组织培养中活细胞的形态结构。

C. 暗视野显微镜:用于观察微小颗粒的运动,如细胞胞质内的线粒体以及液体介质中的细菌、酵母、真菌等的运动。

D. 激光共聚焦扫描显微镜(laser scanning confocal microscopy, LSCM):LSCM 是一种高光敏度与高分辨率的仪器,可对细胞的多种结构进行高效快速的微量定性与定量测定。配以微机图像处理系统,即可对细胞进行三维结构的图像分析。

(2) 电子显微镜技术(electron microscopy, EM):电镜是用电子束代替可见光,用电磁透镜代替光学透镜,用荧光屏将肉眼不可见的电子束呈像。用于观察组织细胞的超微结构(ultrastructure):即细胞膜、细胞器、染色体等亚细胞结构。

1) 透射电镜术(transmission electron microscopy, TEM):透射电镜术是用电子束穿透超薄切片($50\sim80nm$),在荧光屏上产生物像进行观察和摄影。根据电子束在不同结构上被散射程度的差异表现为电子密度高(电子散射多,穿透少)和电子密度低(电子散射少,穿透多)。

2) 扫描电镜术(scanning electron microscopy, SEM):扫描电镜术用于观察组织表面的立体结构,具有真实的立体感,无需制备切片。

(3) 组织化学技术(histochemistry):组织化学技术是应用化学、物理、免疫学等的原理和技术,对组织或细胞内某种物质进行定性、定位、定量研究的技术。

1) 普通组织化学技术:利用化学反应的基本原理,使试剂和组织中的待检物发生反应,产生有色沉淀物或重金属沉淀后,用光镜或电镜观察。

A. 糖类:常用过碘酸-希夫反应(periodic acid Schiff reaction,简称 PAS 反应),其原理是强氧化剂过碘酸,能将多糖和糖蛋白中的糖氧化,生成多醛,后者再与希夫试剂中的无色亚硫酸品红分子结合,生成紫红色复合物。

B. 脂类:包括脂肪和类脂,常用油红O、苏丹等脂溶性染料染色,也可用锇酸固定染色。

C. 酶类:体内有还原酶、水解酶、合成酶与转移酶等多种酶,酶细胞化学染色法有100多种,其基本原理都是通过显示酶的催化活性来表明酶的存在。

D. 核酸:显示核酸的传统方法是福尔根因反应,原理与PAS反应基本相同。

2)免疫组化技术(immunohistochemistry):免疫组织化学技术是根据抗原与抗体特异性结合的原理,检测组织中的多肽或蛋白质的技术,通过在显微镜下观察标记物而获知该肽或蛋白质在组织中的分布与含量。

3)原位杂交技术(in situ hybridization):原位杂交技术是通过核酸分子杂交来检测细胞内mRNA或DNA片段,原位研究细胞合成某种多肽或蛋白质的基因表达技术。

(4)细胞培养技术:细胞培养(cell culture)技术是将离体的细胞在模拟体内的条件下进行培养的技术。可用以检测各种理化因子、细胞因子等对细胞增殖、分化、代谢、运动、吞噬、分泌等生命活动和细胞行为的影响,还可用细胞培养技术研究细胞癌变、逆转的机制。

### 3. 组织学的实验方法

(1)组织切片观察:将机体的器官组织做成能在显微镜下观察的切片标本。观察组织切片时必须注意:

1)按顺序进行:一般是肉眼观察→低倍观察→高倍观察。观察切片时,切记盖玻片面应朝上,否则转高倍时,容易压坏切片。

2)理论联系实际:一般情况下,实验是能验证理论的,当遇到实验所见与理论不完全一致时,应想一想是什么原因。很多情况都可能使观察的标本与理论不完全相符,如取材动物的不同、组织切面的不同、染色方法的不同,某组织或器官所处的机能状态不同,以及同一器官的不同部位结构也不完全相同等。

3)应善于将平面联系立体,建立整体观:因为理论课介绍的是组织器官总的立体微细结构,是标准而模式化的结构,而实验观察的是器官的某一个切面,同一种器官由于切面的部位和方向不同可以显示不同的状态,如煮熟的鸡蛋,可切成许多各不相同的切面。图1-1-1到1-1-4表示立体与切面关系。

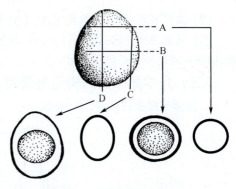

图 1-1-1 鸡卵的各种切面

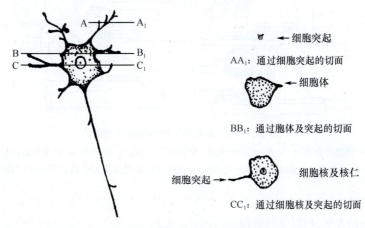

图 1-1-2 神经细胞的各种切面

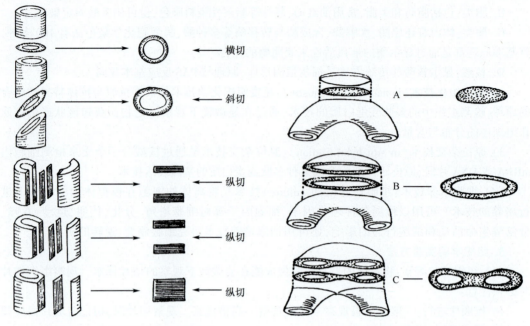

图 1-1-3　直管形器官的各种切面　　　　　图 1-1-4　弯管形器官的各种切面

（2）模型观察:通过三维重建,将小而不易观察到的结构放大,帮助建立立体的概念。

（3）其他观察方法:主要有幻灯片、录像片、电镜照片、电影及多媒体动画等,以增强感性认识,加深对理论知识的理解和记忆。

## （三）光学显微镜的构造与使用

**1. 光学显微镜的构造**(图 1-1-5)

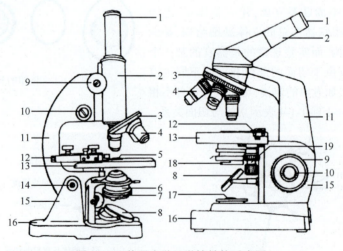

图 1-1-5　普通光学显微镜结构示意图

1. 目镜;2. 镜筒;3. 物镜转换器;4. 物镜;5. 通光孔;6. 聚光器;7. 光圈;8. 反光镜;9. 粗调节器;10. 细调节器;11. 镜臂;12. 片夹;13. 载物台;14. 倾斜关节;15. 镜柱;16. 镜座;17. 照明装置;18. 滤光片框;19. 推片器调节旋钮

（1）机械部分

1）镜座:呈长方形,用以支持全镜。

2）镜柱:下端连镜座,上端与镜臂相连。

3）镜臂：呈弓形，位于镜柱上方，支持镜筒，是取用显微镜时握拿的部位。

4）调节器：位于镜臂上端或镜柱两侧，为调节焦距之装置。粗调节器（大螺旋）可使镜筒或载物台按垂直方向作较大距离的升降，用于低倍镜观察时的焦距调节。细调节器（小螺旋）可使镜筒或载物台作很小距离的升降，适用于高倍镜和油镜观察时的焦距调节，其构造精密，不宜旋转过多、过快。有的显微镜，粗调节螺旋与细调节螺旋合在一起，外轮为粗调节器，内轮为细调节器。

5）镜筒：呈圆形，位于镜臂的前面，上端装有目镜，下端连旋转盘。根据镜筒的数目，显微镜可分为单目镜和双目镜两类。

6）旋转盘：又称物镜转换器，为接于镜筒下方的圆盘，其上嵌有3~4个物镜，旋转圆盘，可随意调换使用的物镜。

7）载物台：四方形或圆形平台，供放置载玻片之用，中央有一通光孔。其上装有固定标本的片夹和标本推动器（推片器）。

8）片夹：是用来将载玻片固定于载物台上的镰刀形弹簧夹，其左边可以向外拉开。片夹常被固定在推片器的推进齿条上。

9）推片器：是移动标本的机械装置，由一横一纵两个推进齿轮和齿条构成，可以使载玻片前后左右移动；调节推片器的旋钮位于载物台一侧的下方。

有的推片器上还附有纵横游标尺，用以确定目标视野在载玻片上的坐标位置，便于重复观察时，快速找到原来的目标视野。游标尺一般由主标尺（A）和副标尺（B）组成，副标尺的分度为主标尺的9/10。使用时，先看副标尺的0位点，再看主副标尺刻度线的重合点即可读出准确的数值。如图1-1-6所示，副标尺的0点在主标尺的26与27之间，副标尺的4与主标尺的30重合，故此图所示的数值为26.4mm。

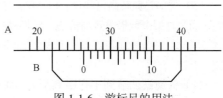

图1-1-6　游标尺的用法

（2）光学部分

1）反光镜：位于镜柱前方，能向各方转动，使光线反射在聚光器上，它有平、凹两面，前者一般用于强光或低倍镜，后者宜在光弱或用高倍镜时使用。

2）聚光器：位于载物台通光孔下方，由一组透镜组成，能聚集反光镜所反射之光线，用以照明所观察的标本。载物台下方有一小螺旋，转动时可升降聚光器。上升时光线强，下降时光线弱。

3）虹彩光圈：位于聚光器下方，由多个活动钢片组成，其外侧有一小手柄，拨动时能开闭光圈，以调节光线的强弱。

4）物镜：装于旋转盘上，用手推动旋转盘，即可随意调换物镜。物镜一般分低倍镜、高倍镜及油镜三种。低倍镜短，镜面直径较大，其上刻有10×或16mm字样；高倍镜较长，镜面直径较小，其上刻有40×或4mm；油镜与高倍镜一样长，其上刻有100×或90×等字（图1-1-7）。

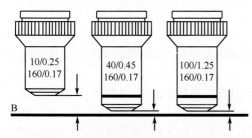

图1-1-7　物镜的性能参数及工作距离

B线为盖玻片的上表面，两箭头间为工作距离

5）目镜：装于镜筒上端，亦分高倍与低倍两种。高倍者较短，其上刻有10×或15×；低倍者较长，其上刻有5×或8×字样。目镜内常装有指针，用以指示视野中的某一目标供他人观察。

光镜的放大率等于目镜和物镜放大倍数的

乘积。

### 2. 普通光学显微镜的使用

显微镜的使用效果除与镜体本身构造有密切关系外，其使用方法也很重要，为获得良好的效果和不损坏镜头及切片，现将其使用方法简介如下。

（1）对光：将低倍镜转到垂直位置，使聚光器上升，打开光圈，将反光镜的凹面对准光源，双眼齐睁，用左眼向目镜内观察，同时调整反光镜的角度，直到整个视野非常明亮为止。

（2）置片：将切片有盖玻片的一面朝上置于载物台上，将片夹左边向外拉开，把标本玻片平移入片夹内，轻轻弹回片夹左边，卡住固定好标本，转动推片器旋钮，将观察目标移至通光孔中央。

（3）调节焦距：切片放好后，首先双眼从侧面注视切片与物镜镜头间距离，并调节粗调节器使载物台慢慢上升，至物镜镜头与玻片相距约 0.5cm 时，用左眼从目镜中观察，边观察边将载物台慢慢下降，至物像清晰为止。若物像不够清晰，可用细调节器调整。若物像不在视野中央，可调节推片器将其调到中央（注意移动玻片的方向与视野物像移动的方向是相反的）。

（4）调节两瞳孔间的距离：若用双目镜观察标本，应用双眼自目镜中观察，同时用双手握住两个目镜筒，前后或左右移动，直到双眼看到一共同视野为止。用单目镜观察标本时，应练习两眼同时睁开，以减少视觉疲劳；用左眼自目镜中观察，右眼用于绘图和记录实验结果。

（5）低倍物镜转高倍物镜：在低倍镜看清物像以后，将要观察的目标移至视野中央，先不提升载物台，而是直接由低倍镜转高倍镜。转换高倍镜后，如物像不清楚，只需用细调节器稍加调整即可。当物像清晰时，物镜镜面与盖玻片上表面之间的距离称工作距离。物镜的放大倍数与其工作距离成反比（图 1-1-7）。

当低倍镜被调节到工作距离后，可直接转换高倍镜或油镜，稍调细调节器便可见到清晰的物像，这种情况称为同高调焦。若在低倍镜准焦的状态下转用高倍镜时发生转不过来或碰擦标本的情况，不能硬转，应检查玻片是否放反、玻片是否过厚以及物镜是否松动，如果调整后仍不能转换，则可能是同一显微镜上安装了不同厂牌的物镜，此时应在肉眼的注视下使高倍镜贴近盖玻片，按第（3）项方法操作，但此时操作应更加仔细。

（6）油镜的用法：使用油镜时，应先将高倍镜调节清晰，并将要观察的目标移至视野中央，移开高倍镜，滴一小滴香柏油在标本所要观察的部位，转换油镜。从侧面观察，使油镜头下端与切片上的镜油充分接触。然后用左眼向目镜内观察，缓慢上下转动细调节器，直至看到高度放大的清晰物像。

油镜用完后，先上升镜头并将其转离通光孔，用干擦镜纸揩擦一次，以去除大部分的油，再用沾有少许清洗剂或二甲苯的擦镜纸缓慢、仔细擦拭一次，以将油彻底去除，最后用干擦镜纸再擦拭一次，以将清洗剂去除。有盖玻片的标本，可直接用上述方法将油擦净。无盖玻片的标本，应先将 1~2 张擦镜纸盖在油滴上，再往纸上滴几滴清洗剂或二甲苯，趁湿将纸往外拉，如此反复几次即可干净。

### 3. 使用光学显微镜的注意事项

显微镜是精密的光学仪器，若使用不当，常会造成巨大损失，因此，要求同学们在使用时必须严守下列规定：

（1）搬动显微镜时必须双手持镜，以右手握紧镜臂，左手托住镜座，平贴胸前，以防撞碰。禁止单手提镜或使镜倒转，以免零件落地打破。

（2）使用前应检查显微镜的主要部件有无缺损；使用时，应正确、缓慢地旋动有关机械部分。

（3）严禁用手或粗布、粗纸等拭擦镜头。如遇镜头模糊不清时，只能用擦镜纸轻轻拭擦。

（4）更换切片标本时，应先转开物镜，再取出或放置切片标本。

（5）使用高倍镜和油镜时，应首先鉴别这两种镜头，切勿误用。

（6）显微镜不宜暴露在阳光的直射下，以免目镜、物镜脱胶而损坏。

（7）不要随便把目镜从镜筒中取出，以免灰尘落入镜筒内影响观察。

（8）显微镜如有故障，不得自行拆卸修理，应立即报告老师进行处理。

（9）显微镜用完后，应将镜头转在交叉位置，使聚光器及载物台下降，盖好防尘罩放回原处。

#### 4. 操作练习

（1）观察毛发玻片：肉眼可见玻片上有两根交叉的毛发，先用低倍镜观察，找到两根毛发的交叉点，再将交叉点移到视野中央，换高倍镜观察，来回转动细调节器，分辨出两根毛发的上下位置。

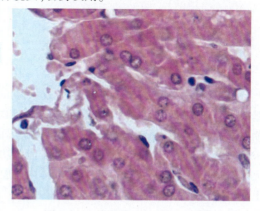

图 1-1-8　肝细胞（HE 染色　高倍）

（2）观察肝细胞（HE 染色）：肉眼可见玻片上的组织块呈紫红色的三角形，低倍镜下可见许多多边形的小区，高倍镜下可见小区内成放射状排列的细胞索，染红色的部分为细胞质和细胞外基质，染蓝色或紫蓝色的部分为细胞核所在（图 1-1-8）。

## 三、作　　业

【复习思考题】

1. 转用高倍镜时，发生转不过来或碰擦标本的情况，应如何处理？

2. 如何判断视野中所见到的污点或灰尘的位置？怎样擦拭镜头？

3. 玻片样本面放反了，能在高倍镜或油镜下找到你所要看的目标吗？

（屈丽华）

# 第2章　上 皮 组 织

上皮组织(epithelial tissue)简称上皮(epithelium)。其主要特点是：①细胞排列紧密,细胞外基质少；②有极性,即细胞的不同表面在结构和功能上具有明显的差别,可分为游离面和基底面,朝向体表和各种管、腔、囊内表面的一侧为游离面,对应的一面为基底面；③一般无血管；④神经末梢丰富。上皮具有吸收、保护、分泌、排泄等功能。按功能可将上皮分为被覆上皮和腺上皮两大类。被覆上皮呈膜状,衬覆于体表和体内有腔器官的内表面。腺上皮是由以分泌功能为主的上皮细胞组成。本章主要实习被覆上皮。

## 一、实 验 目 的

(1) 掌握上皮组织的分布和结构特点。
(2) 掌握各类被覆上皮的结构特征并加以区别。
(3) 熟悉上皮细胞游离面、基底面、侧面的超微结构和功能。
(4) 了解各类被覆上皮的生理功能。

## 二、实 验 内 容

### (一) 自观标本

#### 1. 单层柱状上皮(simple columnar epithelium)

【实验材料】　狗胆囊　HE 染色

【肉眼观察】　标本为一长条状,染成蓝色凸凹不平的一面为上皮所在处。

【低倍观察】　可见许多高低不平的突起,突起的表面覆有上皮,此即单层柱状上皮。选一清晰部位移到视野中央,转高倍镜观察。

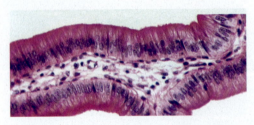

图 1-2-1　单层柱状上皮(HE 染色　高倍)

【高倍观察】　可见上皮由一层柱状细胞密集排列而成,上皮细胞的核呈长椭圆形,位于细胞近基部(图 1-2-1)。有些地方上皮切成斜切面或横切面,可见上皮细胞呈六边形或细胞核排成多层(切经核的切面)。试想：上皮的细胞外基质位于何处?

#### 2. 假复层纤毛柱状上皮(pseudostratified ciliated columnar epithelium)

【实验材料】　猫气管　HE 染色

【肉眼观察】　标本呈环形,中央为气管管腔,腔面为上皮所在处。

【低倍观察】　移动切片找到气管腔面的上皮。上皮的基底面和深面的结缔组织相连。

【高倍观察】　可见上皮由高矮不等的细胞排列而成,细胞核不在同一水平面上,细胞界限不明显。基膜明显。可辨认达到上皮游离面的柱状细胞及夹在柱状细胞之间的杯状细胞。柱状细胞表面的纤毛清晰可见,杯状细胞顶部浅蓝色部分为分泌物聚集处,细胞核位于细胞基部,呈三角形或半月形,基底细胞核色深,整齐地排列于基膜上。梭形细胞不易分辨(图 1-2-2)。试与单层柱状上皮作比较。

### 3. 复层扁平上皮(未角化型)(stratified squamous epithelium)

【实验材料】 狗食管 HE 染色

【肉眼观察】 标本为食管的横切面,管腔不规则,腔面染成紫红色的为上皮所在处。

【低倍观察】 上皮由多层细胞构成,基底面凸凹不平。基部细胞很密,呈矮柱状或立方形,靠近腔面的细胞渐近扁平状,选一上皮清楚的区域用高倍镜观察。

【高倍观察】 由上皮的基底面往腔面逐一观察,可见最深层的一层细胞为矮柱状或立方状,核卵圆形,排列成一层。再往腔面见细胞由矮柱状转变成多边形,细胞界限不清,核圆形,近表面的细胞逐渐转变成扁平形,核也变成扁圆形,且沿细胞的长轴排列。无角质层(图1-2-3)。

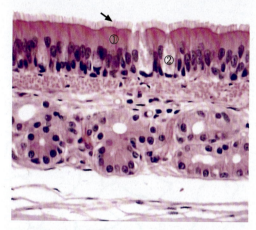

图1-2-2 假复层纤毛柱状上皮(HE 染色 高倍)
①柱状纤毛细胞(↑所指为纤毛);②杯状细胞

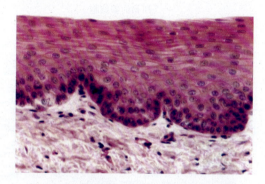

图1-2-3 复层扁平上皮(HE 染色 高倍)

### 4. 变移上皮(transitional epithelium)

【实验材料】 狗膀胱(空虚时) HE 染色

【肉眼观察】 标本长条形,被染成蓝色的一面为上皮所在处。

【低倍观察】 可见上皮细胞层次多,选一清晰部位移到视野中央,转高倍镜观察。

【高倍观察】 可见表层细胞大,立方形,能盖住数个下层的细胞,称盖细胞。近腔面处胞质着色较深,有时见双核。中间的几层细胞,大多呈倒置的梨形。基部的细胞呈矮柱状或立方形(图1-2-4)。

## (二)示教标本

### 1. 单层立方上皮(simple cuboidal epithelium)

【实验材料】 狗肾脏髓质 HE 染色

镜下可见大小不一的管道,箭头所指的管道断面,其管壁上皮细胞呈立方形,胞核圆形,位于细胞中央。胞质染色浅,细胞界限清楚(图1-2-5)。

### 2. 单层扁平上皮侧面观(simple squamous epithelium)

【实验材料】 狗肾脏皮质 HE 染色

镜下可见一球形结构,它被一腔隙包围。箭头所指即单层扁平上皮所在。上皮细胞核呈梭形,染成紫蓝色。胞质极少,呈线条状,染成粉红色(图1-2-6)。

### 3. 单层扁平上皮正面观(simple squamous epithelium)

【实验材料】 兔肠系膜 硝酸银染色

镜下可见扁平上皮细胞呈多边形,相邻细胞的胞膜呈锯齿形相嵌。细胞边界被银染成棕色,胞核未着色(图1-2-7)。

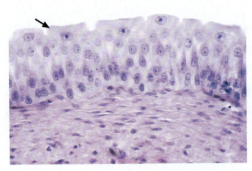

图1-2-4 变移上皮(HE 染色 高倍)
↑所指为盖细胞

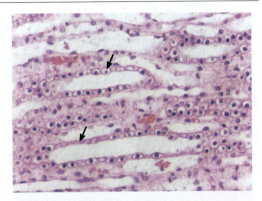

图1-2-5 单层立方上皮(HE 染色 高倍)
↑单层立方上皮

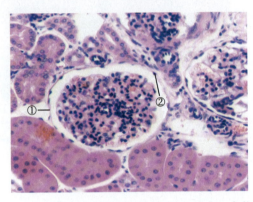

图1-2-6 单层扁平上皮(侧面观)(HE 染色 高倍)
①单层扁平上皮;②扁平上皮细胞核

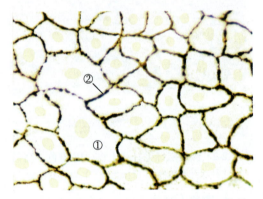

图1-2-7 单层扁平上皮(表面观)(银染 高倍)
①扁平上皮细胞;②相邻扁平细胞膜及细胞外基质

## (三) 上皮细胞连接模型观察

### 1. 紧密连接(图 1-2-8)

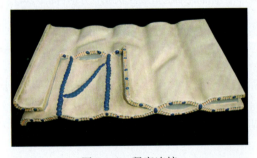

图1-2-8 紧密连接

相邻细胞膜间断融合,融合处有较粗的蛋白颗粒(深蓝),切开处可见此蛋白颗粒在细胞连接面排成线状并吻合成网。非融合处有极窄的细胞间隙(灰色)。

### 2. 中间连接(图 1-2-9)

相邻细胞间隙内含丝状物(灰色),细胞膜胞质面有微丝(针样)附着。

### 3. 桥粒连接(图 1-2-10)

相邻细胞间隙内含丝状物(淡绿)和致密中线(红色),细胞膜胞质面有盘状附着板(半月形),张力丝(红色细丝)伸入附着板并折成袢状返回胞质。

### 4. 缝隙连接

(1) 相邻细胞膜胞质面观(图1-2-11):连接处呈斑状(浅红)。

(2) 局部放大(图1-2-12):细胞间隙极窄,胞膜中有穿膜柱状颗粒(浅红),该颗粒由六个杆状分子围成,中央有一小管(淡绿),相邻细胞膜的柱状颗粒对接,小管相通。

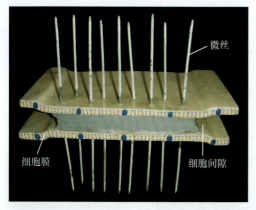

图 1-2-9 中间连接

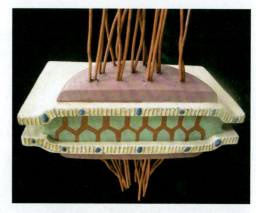

图 1-2-10 桥粒连接

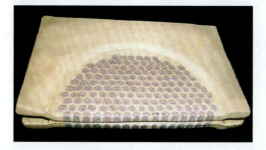

图 1-2-11 缝隙连接

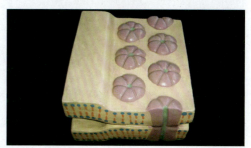

图 1-2-12 缝隙连接局部放大

## （四）电镜照片观察

### 1. 微绒毛（图 1-2-13）

图片显示：细胞顶部微绒毛的纵切面呈指头状突起。右下角显示其横切面成一个个圆形的结构，微绒毛表面的细胞膜结构清晰可见，中央的颗粒状结构为微丝的断面。

### 2. 纤毛（图 1-2-14）

图片显示：右侧圆形结构为纤毛横断面，纤毛 9+2 微管结构清晰可见。箭头所指为纤毛纵切，BB 为基体所在。

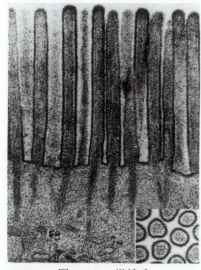

图 1-2-13 微绒毛

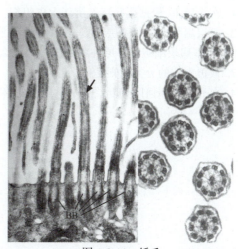

图 1-2-14 纤毛

**3. 桥粒**(图 1-2-15)

图片显示:相邻两细胞膜形成桥粒,膜内侧面高密度的致密物质为附着板,胞质内的张力丝(↑)附于附着板上。细胞间隙明显,间隙内可见中间线(▼)和丝状物质。

**4. 缝隙连接**(图 1-2-16)

图片显示:连接处相邻细胞膜高度平行,细胞间隙极窄(↑),上下两端可见细胞间隙(★)。

**5. 连接复合体**(图 1-2-17)

图片显示:相邻上皮细胞顶端侧面,依次可见紧密连接(ZO),中间连接(ZA)和桥粒(D)。

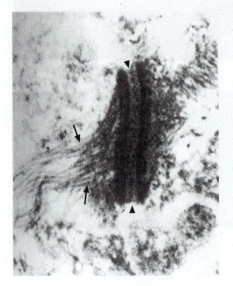 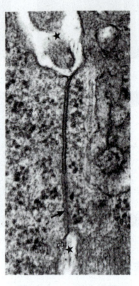 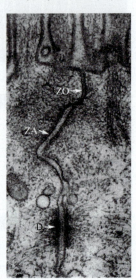

图 1-2-15　桥粒　　　　图 1-2-16　缝隙连接　　　　图 1-2-17　连接复合体

# 三、作　业

**【课堂作业】** 绘单层柱状上皮高倍观察。

要求:在绘制的图中标出柱状上皮细胞、细胞外基质、游离面和基底面所在。

**【复习思考题】**

1. 在光镜下,根据哪些特点辨认上皮组织?

2. 复层扁平上皮的表层细胞是扁平的,基底层的细胞是矮柱状的,能否说表层细胞是单层扁平上皮,基底层细胞是单层柱状上皮? 为什么?

3. 被覆上皮的分类原则是什么?

4. 在光镜下如何区分复层扁平上皮与变移上皮?

(屈丽华)

# 第3章 结缔组织

结缔组织(connective tissue)由细胞和大量细胞外基质构成。细胞散在分布于细胞外基质内,无极性。细胞外基质包括纤维、基质和组织液。结缔组织分布广泛,形态多样,包括凝胶状的疏松结缔组织、致密结缔组织、脂肪组织和网状组织,液态的血液和淋巴,固态的软骨组织和骨组织。本章实验主要观察疏松结缔组织、致密结缔组织、脂肪组织和网状组织。

## 一、实验目的

(1)掌握结缔组织的结构特点、分布及分类。
(2)掌握疏松结缔组织各种细胞成分的结构特点、纤维和基质的组成。
(3)在 HE 染色切片中区分疏松结缔组织和致密结缔组织。
(4)了解疏松结缔组织铺片中胶原纤维和弹性纤维的镜下特点。

## 二、实验内容

### (一)自观标本

**1. 疏松结缔组织**(铺片)(stretch preparation of loose connective tissue)

【实验材料】 兔皮下组织  台盼蓝活体注射  HE+地衣红染色

铺片制作方法:给动物注射台盼蓝一周后处死,取其皮下组织置载玻片上,用针头将组织平铺成极薄的一层,再经 HE 和地衣红染色。铺片保留了细胞和纤维的整体性。

【肉眼观察】 标本形状不规则,厚薄不一。

【低倍观察】 选择标本薄而清晰处观察。移动玻片可见紫红色的细丝状纤维和浅红色成束状的纤维交织成网。纤维间夹有紫蓝色的细胞核(图 1-3-1)。

【高倍观察】 分辨两种纤维和两种细胞。胶原纤维粗细不等,纵横交错,被染成浅红色;弹性纤维较细,混杂在胶原纤维之间,被染成紫红色,轮廓清晰,可见分支,彼此交叉。巨噬细胞,形态不规则,有钝圆突起,胞质嗜酸性,胞质内充满吞噬的粗大的、蓝色的台盼蓝颗粒,胞核较小,着色深;成纤维细胞,有细长突起,核椭圆形,被染成浅紫蓝色,胞质弱嗜碱性,细胞轮廓不太清

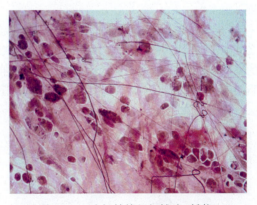

图 1-3-1　疏松结缔组织铺片(低倍)

楚,有的成纤维细胞也含有少量的台盼蓝颗粒,颗粒细小(图 1-3-2,图 1-3-3)。

**2. 疏松结缔组织**(切片)(section of loose connective tissue)

【实验材料】 动物胃  HE 染色

疏松结缔组织的切片与铺片不同,为便于今后学习器官系统,必须认识切片中的疏松结缔组织,并与铺片作比较。

【肉眼观察】 染成紫蓝色凹凸不平的一面为胃的上皮面,另一面染成红色的是胃的肌层,在上皮与肌层之间色浅的区域就是要观察的疏松结缔组织部位。

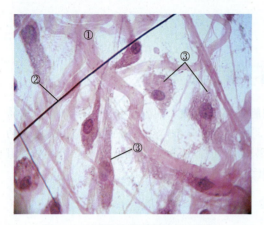

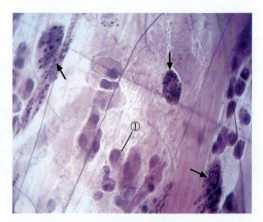

图1-3-2　疏松结缔组织铺片(高倍)　　　　　图1-3-3　疏松结缔组织铺片(高倍)
①胶原纤维;②弹性纤维;③成纤维细胞　　　　　↑巨噬细胞;①白细胞

【低倍观察】　疏松结缔组织的结构杂乱松散,染成浅红色,疏密分布不一,并可见到小血管的断面。纤维被切成不同的断面,纤维间可见有散在分布的细胞核,纤维和细胞之间的空隙为基质所在。

【高倍观察】　纤维被染成浅红色,排列疏松,因纤维走向不一,故在切片中可见各种断面。因未用特殊染色,三种纤维不能区分。纤维之间染成紫蓝色的长椭圆形或梭形的细胞核,主要是成纤维细胞核,胞质不明显,细胞数量少,大多靠近纤维分布(图1-3-4)。

**3. 致密结缔组织和脂肪组织**(dense connective tissue and adipose tissue)

【实验材料】　人指皮　HE染色

【肉眼观察】　切片呈半圆形,为手指指腹面横切。深红色的一面为皮肤,染色浅的部分为皮下组织。

【低倍观察】　表面为上皮,染色深。皮肤的表皮是角化的复层扁平上皮,与食管上皮不同之处在于浅层细胞角化,角化层强嗜酸性,形成红染均质的一层。上皮深面为致密结缔组织构成的真皮,与疏松结缔组织切片比较有何不同? 再往深层则有许多呈网状或蜂窝状的细胞集团,即脂肪组织。脂肪组织被结缔组织分隔成大小不等的脂肪小叶(图1-3-5)。

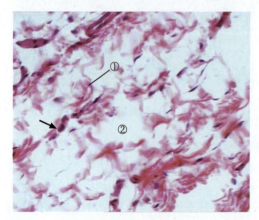

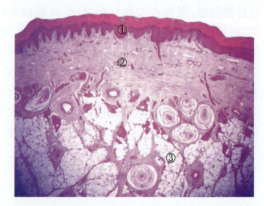

图1-3-4　疏松结缔组织切片(HE染色　高倍)　　　图1-3-5　指皮切片(HE染色　低倍)
①纤维;②基质;↑成纤维细胞核　　　　　　　①表皮;②真皮;③脂肪组织

【高倍观察】 致密结缔组织中纤维数量多,成束存在,相互交叉紧密地排列,可见纤维束的纵、横和斜切面,基质、细胞均较少(图1-3-6)。在脂肪组织中,脂肪细胞呈不规则的圆形,胞质中的脂滴在制片时已被溶解,故细胞呈空泡状。胞质被脂滴挤向一侧,呈新月形,胞核呈扁椭圆形,位于细胞周边,有的细胞未切到核(图1-3-7)。

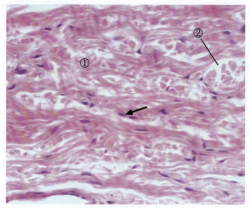

图1-3-6 不规则致密结缔组织(HE染色 高倍)
①纤维;②基质;↑成纤维细胞核

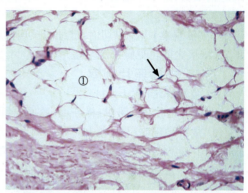

图1-3-7 脂肪组织(HE染色 高倍)
↑胞核;①脂滴空泡

## (二) 示教标本

### 1. 肥大细胞(mast cell)

【实验材料】 兔皮下组织 中性红染色

镜下见肥大细胞呈圆形或卵圆形,成群或分散存在,胞质中充满粗大的棕色颗粒,即异染颗粒。胞核呈卵圆形(图1-3-8)。

### 2. 浆细胞(plasma cell)

【实验材料】 人眼睑 HE染色

镜下见浆细胞呈卵圆形,核染色深,居细胞一侧,胞质嗜碱性,核周围部分的胞质染色略浅(图1-3-9)。

### 3. 网状纤维(reticular fiber)

【实验材料】 兔淋巴结 硝酸银染色

镜下所见的棕黑色细丝状结构即网状纤维(图1-3-10)。

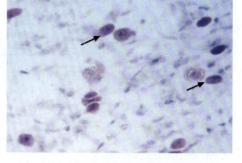

图1-3-8 肥大细胞(中性红染色 高倍)
↑肥大细胞

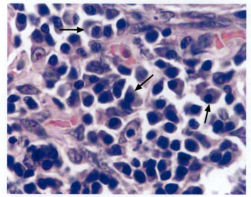

图1-3-9 浆细胞(HE染色 高倍)
↑浆细胞

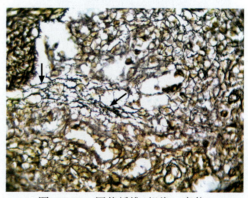

图1-3-10 网状纤维(银染 高倍)
↑网状纤维

**4. 规则的致密结缔组织**（regular dense connective tissue）

【实验材料】　肌腱　HE 染色

【肉眼观察】　长条状是肌腱的纵切面，团块形是肌腱的横切面。

【低倍观察】　①纵切面：粗大的胶原纤维束密集平行排列，染成浅红色，细胞和基质少。腱细胞核细长，位于纤维束之间。②横切面：胶原纤维束呈大小不等的块状，纤维束之间蓝紫色点状结构为腱细胞核。

【高倍观察】　①纵切面：腱细胞核扁椭圆形，染色深，胞质不明显；②横切面：纤维束呈多边形，纤维束之间可见腱细胞呈星形，胞质少，呈弱嗜碱性。

## （三）电镜照片观察

**1. 胶原纤维**（图 1-3-11）

图中可见胶原纤维纵、横断面，胶原原纤维进一步放大示周期性横纹。

**2. 成纤维细胞**（图 1-3-12）

图中可见成纤维细胞胞质内有扩大的粗面内质网池和发达的高尔基复合体。

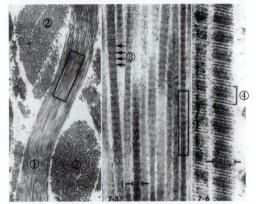

图 1-3-11　胶原纤维透射电镜图
①胶原纤维纵断面；②胶原纤维横断面；③胶原原
纤维；④周期性横纹

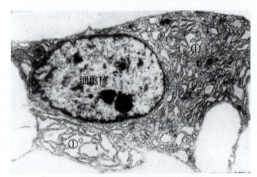

图 1-3-12　成纤维细胞透射电镜图
①粗面内质网池；②高尔基复合体

**3. 肥大细胞**（图 1-3-13）

图中可见肥大细胞胞体呈卵圆形，细胞表面有微绒毛，胞质内充满大小不等的膜包颗粒。

**4. 浆细胞**（图 1-3-14）

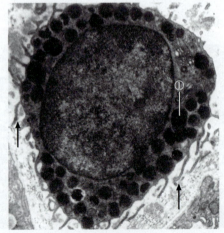

图 1-3-13　肥大细胞透射电镜图
①膜包颗粒；↑微绒毛

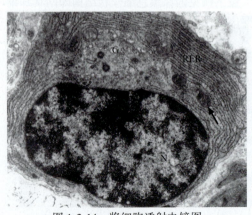

图 1-3-14　浆细胞透射电镜图

图中可见浆细胞的核(N)偏于一侧,染色质呈块状,位于核膜下,呈车轮状分布。胞质内有大量板层状排列的粗面内质网(RER)。此外,尚可见线粒体(↑)、高尔基复合体(G)等。

# 三、作 业

【课堂作业】 绘疏松结缔组织切片高倍观。

要求:在绘制的图中标出纤维、基质和细胞所在。

【复习思考题】

1. 上皮组织和结缔组织的结构及分布有何不同?

2. 比较疏松结缔组织和致密结缔组织在结构上的异同。

3. 疏松结缔组织具有哪些功能?请从形态结构上说明。

4. 脂肪组织有哪些功能?

(唐显庆)

# 第4章 血 液

血液(blood)属广义的结缔组织,呈液态,由有形成分和血浆组成。有形成分包括红细胞、白细胞和血小板,是本章实验的重点。

## 一、实 验 目 的

(1)学会使用油镜(见第1章绪论中油镜的用法)。
(2)掌握各种血细胞和血小板光镜下的形态特点。

## 二、实 验 内 容

### (一)自观标本

#### 1.血涂片(blood smear)

【实验材料】 人的血液 Wright染色

【肉眼观察】 分清血涂片的血膜面,血膜面朝向物镜置于载物台上。

【低倍观察】 观察血涂片的细胞分布情况,血膜厚处,血细胞堆积,不便观察。找到血细胞分布均匀处,红细胞呈圆形,浅红色,红细胞间有蓝色细胞核的即为白细胞,能大致分清白细胞核的形态。

【高倍(或油镜)观察】 能辨认出各种细胞,选择细胞分布均匀处,换用油镜仔细观察(图1-4-1)。

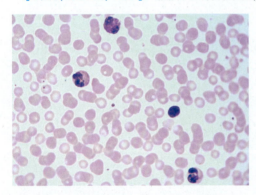

图1-4-1 血涂片(Wright染色 高倍)

(1)红细胞(erythrocyte):圆形,数量多,体积小,无细胞核,细胞质染成粉红色,边缘着色较深,中央染色较浅(为什么?),有的红细胞相叠成串(图1-4-1)。

(2)白细胞(leukocyte):有核,数量比红细胞少得多,分散在红细胞之间。因此必须仔细寻找。

1)中性粒细胞(neutrophilic granulocyte):胞质中有细小的呈淡紫红色的颗粒,均匀分布。核染成紫蓝色,染色质呈块状,色深,形态多样,呈杆状或分2~5叶,叶和叶之间以细丝连接,以三叶核最多见(图1-4-2)。

2)嗜酸粒细胞(eosinophilic granulocyte):体积较中性粒细胞稍大,胞质内有粗大、分布均匀的嗜酸性颗粒,染成亮红色。核染成紫蓝色,多数为两叶,常呈"八"字形,也可见三叶核的,此种细胞含量较少,不易找到(请看示教)(图1-4-3)。

3)嗜碱粒细胞(basophilic granulocyte):体积和中性粒细胞相似,胞核不规则,染色较浅。胞质中含有大小不等、分布不均的嗜碱性紫蓝色颗粒,颗粒将胞核遮住,以致核分辨不清,此种细胞含量极少,在涂片中难以找到(请看示教)(图1-4-4)。

4)淋巴细胞(lymphocyte):以小淋巴细胞较多,大小与红细胞相当。细胞核大、呈圆形,一侧常有浅凹,染色质浓密呈块状,染成蓝紫色,胞质很少,嗜碱性,呈一窄带环围于核的周围,染成天蓝色。中淋巴细胞体积比小淋巴细胞大,数目较少,胞核呈椭圆形或豆形,染成深紫色,胞质稍多,亦为嗜碱性(图 1-4-5)。

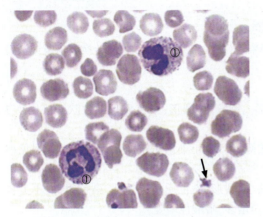

图 1-4-2 血涂片(Wright 染色 油镜)
①中性粒细胞;↑血小板

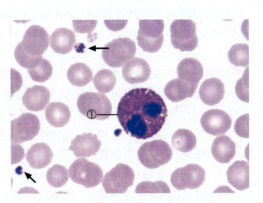

图 1-4-3 血涂片(Wright 染色 油镜)
①嗜酸粒细胞;↑血小板

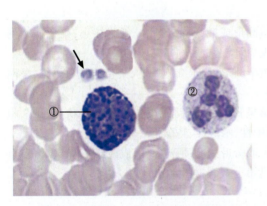

图 1-4-4 血涂片(Wright 染色 油镜)
①嗜碱粒细胞;②中性粒细胞;↑血小板

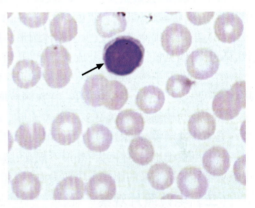

图 1-4-5 血涂片(Wright 染色 油镜)
↑淋巴细胞

5)单核细胞(monocyte):是白细胞中最大的一种细胞,核为肾形、马蹄铁形或不规则形,染色质呈细网状,染色较浅,胞质多,呈灰蓝色(图 1-4-6)。

(3)血小板(blood platelet):为不规则的小块状结构,常聚集成群,边缘淡蓝色,中央有紫蓝色的血小板颗粒(图 1-4-2~图 1-4-4)。

## (二)示教标本

### 1. 嗜酸粒细胞(eosinophilic granulocyte)

镜下指针所指的是嗜酸粒细胞,颗粒分布均匀,粗大,颗粒的颜色与血片染色液的 pH 有关(图 1-4-3)。

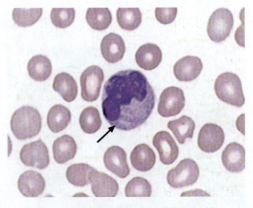

图 1-4-6 血涂片(Wright 染色 油镜)
↑单核细胞

**2. 嗜碱粒细胞**（basophilic granulocyte）

镜下指针所指的是嗜碱粒细胞，颗粒分布不均匀，大小不等，核不清晰（图1-4-4）。

**3. 骨髓涂片**（bone marrow smear）

【**实验材料**】 人的红骨髓 Wright-Gemsa染色

【**低倍观察**】 观察涂片的细胞分布情况，选择染色好、细胞分布均匀之处，转换高倍镜或油镜观察。

【**高倍观察（或油镜）**】 主要辨认以下细胞：

（1）原红细胞：数量很少。胞体圆形或卵圆形。胞核大、圆形，染色质呈细粒状。核仁2～3个，染浅蓝色。胞质少，强嗜碱性，染成墨水蓝色。

（2）早幼红细胞：数量较少。胞体圆形。胞核圆形、稍小，染色质粗粒状，染色较深，偶见核仁。胞质嗜碱性很强，染成墨水蓝色。

（3）中幼红细胞：数量较多。胞体圆形。胞核小、圆形，染色质呈粗块状，染色很深，不见核仁。胞质红蓝间染，呈嗜多染性（因胞质中血红蛋白增多，嗜酸性增强）。

（4）晚幼红细胞：数量多。数个细胞往往聚在一起，胞体圆形，与红细胞大小相仿。胞核圆形、更小，染色质常固缩成一团，染色深。胞质中有大量血红蛋白，故染成浅红色或橘红色。

（5）原粒细胞：数量少。胞体呈圆形。胞核大而圆，染色质呈细网状，染色较浅，核仁2～6个。胞质少，嗜碱性，染成天蓝色，尚无颗粒出现。

（6）早幼粒细胞：数量较少。胞体圆形。胞核圆形或椭圆形，比原粒细胞核小，染色质粗网状，染色深，偶见核仁。胞质染成淡蓝色，开始出现少量特殊颗粒。

（7）中幼粒细胞：数量较多。胞体圆形。胞核半圆形，偏于细胞一侧，染色质颗粒更粗，呈网块状，不见核仁。胞质染成浅蓝色，特殊颗粒增多。

（8）晚幼粒细胞：数量更多。胞体圆形。胞核呈肾形或马蹄形，染色质呈网块状，浓染。胞质内充满特殊颗粒，根据颗粒染色性不同，可分为中性、嗜酸性、嗜碱性三种粒细胞。

（9）巨核细胞：胞体巨大，外形不规则，胞核大而分叶。胞质丰富，染成浅红色，内含许多血小板颗粒。脱落下来的胞质小块即为血小板（参见第七版教材图4-10）。

### （三）电镜照片观察

**1. 中性粒细胞**（图1-4-7）

图中可见中性粒细胞胞质内含两种颗粒，粗大的为嗜天青颗粒，细小的为特殊颗粒。

**2. 嗜酸粒细胞**（图1-4-8）

图中可见嗜酸粒细胞胞质内含有粗大的特殊颗粒（↑）。

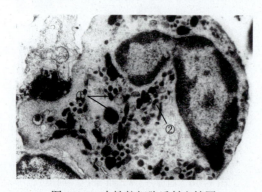

图1-4-7 中性粒细胞透射电镜图
①嗜天青颗粒；②特殊颗粒

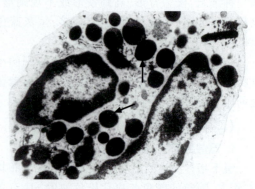

图1-4-8 嗜酸粒细胞透射电镜图

**3. 嗜碱粒细胞**(图 1-4-9)

图中可见嗜碱粒细胞胞质内含有大小不等的特殊颗粒(↑)。

**4. 血小板**(图 1-4-10)

图中可见血小板胞质内含有血小板颗粒。

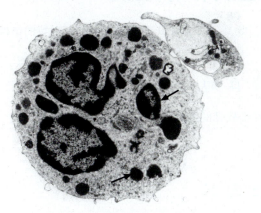

图 1-4-9　嗜碱粒细胞透射电镜图

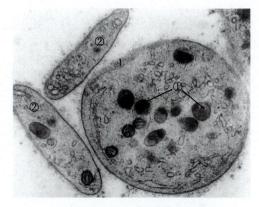

图 1-4-10　血小板透射电镜图
①血小板颗粒;②血小板不同切面

# 三、作　　业

【课堂作业】　绘油镜下的红细胞、各类白细胞和血小板。

【复习思考题】

1. 血细胞有哪些种类？各种细胞的正常值是多少？

2. 你是根据哪些主要特点识别三种有粒白细胞和两种无粒白细胞的？

(唐显庆)

# 第 5 章　软骨组织和骨组织

软骨组织和骨组织属于广义结缔组织,呈固态。既具备结缔组织的共性,又各有其独特的结构特点。

## 一、实验目的

(1) 掌握透明软骨的结构,了解弹性软骨和纤维软骨的结构。
(2) 掌握骨组织的结构和长骨骨干的结构。
(3) 了解软骨和骨的营养方式。

## 二、实验内容

### (一) 自观标本

**1. 透明软骨**(hyaline cartilage)

【实验材料】　动物气管　HE 染色

【肉眼观察】　气管横切面为环状,其中染成蓝色呈"C"字形的即为透明软骨。

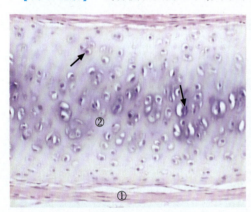

图 1-5-1　透明软骨(HE 染色　低倍)
①软骨膜;②软骨基质;↑软骨细胞

【低倍观察】　透明软骨外有致密结缔组织构成的软骨膜。软骨细胞位于软骨陷窝内,靠近软骨膜的细胞,呈扁椭圆形,单独存在。近软骨中央,软骨细胞为圆形或椭圆形,体积增大,常见 2~3 个细胞聚集形成的同源细胞群。由于制片过程中细胞收缩,故在软骨细胞和陷窝壁之间出现裂隙(生活状态下的软骨细胞是充满软骨陷窝的)。软骨基质呈淡蓝色或淡紫色均质状(图 1-5-1)。

【高倍观察】　软骨细胞因制片收缩呈不规则形,胞质嗜碱性,染浅蓝色,核圆形,居中。软骨基质着色蓝红不一,这是因为基质内不同部位所含硫酸软骨素多少不同所致。硫酸软骨素嗜

碱性,含量越多,嗜碱性越强,染蓝色越深;含量越少,染色越浅,甚至为嗜酸性,呈粉红色。在软骨陷窝周围,有一嗜碱性强的紫蓝色环,称为软骨囊。由于胶原原纤维细,且和基质折光性一致,故不能分辨(图 1-5-2)。

**2. 纤维软骨**(fibrous cartilage)

【实验材料】　椎间盘　HE 染色

【肉眼观察】　为椎间盘横切面,切片为不规则的四方块状,可见染成红色条纹结构。

【低倍观察】　镜下可见大量平行排列的胶原纤维束,纤维束之间有单个的或成行的软骨细胞,软骨细胞位于陷窝内,其周围基质为嗜碱性的软骨囊,但没有透明软骨的软骨囊明显。

【高倍观察】　仔细观察软骨细胞形态,由于在固定和制片时,软骨细胞收缩,因此同样在软骨细胞周围出现裂隙状的软骨陷窝。在软骨陷窝周围,有一层弱嗜碱性染成深蓝色的软骨囊。

在纤维软骨内很少看到同源细胞群。由于软骨基质内的胶原纤维成束排列,镜下呈排列方向一致的细条纹结构,但不能分辨一条条的纤维(图 1-5-3)。

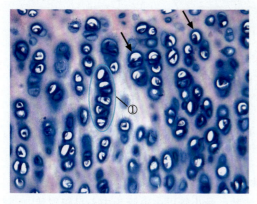

图 1-5-2  透明软骨(HE 染色  高倍)
①同源细胞群;↑软骨囊

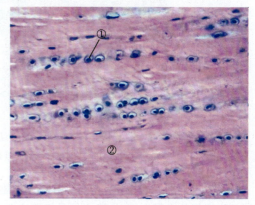

图 1-5-3  纤维软骨(HE 染色  高倍)
①软骨细胞;②软骨基质

### 3. 弹性软骨(elastic cartilage)

【实验材料】  耳廓  HE 染色

【肉眼观察】  切片为不规则的长条带状,两面是皮肤的结构,中间结构致密的是要观察的弹性软骨。

【低倍观察】  软骨膜的致密结缔组织与周围的致密结缔组织出现分离现象,近软骨膜的软骨细胞小,成长扁圆形,软骨中央的细胞大,成圆球形,软骨囊弱嗜碱性,很少看到同源细胞群。

【高倍观察】  软骨基质内的弹性纤维呈亮红色细丝状,交织成网,分布在软骨细胞周围的基质中。软骨囊弱嗜碱性。软骨细胞与软骨囊之间同样出空隙状的软骨陷窝,软骨中心部的软骨细胞大,有的细胞胞质出现空泡,可能是制片因素所导致(图 1-5-4)。

### 4. 长骨切片(section of long bone)

【实验材料】  长骨骨干  硫堇-苦味酸染色

标本制法:取长骨骨干,锯成厚 5mm 左右之薄片,脱钙后甲醛液固定,石蜡切片。

【肉眼观察】  切片中长条形的为骨的纵切面,不规则的为骨的横切面。

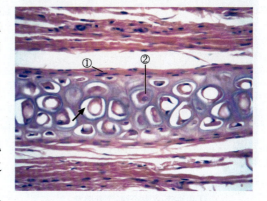

图 1-5-4  弹性软骨(HE 染色  高倍)
①软骨膜;②软骨细胞;↑软骨陷窝

【低倍观察】  骨的表面为致密结缔组织构成的骨外膜。骨髓腔面薄层结缔组织为骨内膜。视野中占大部分的是同心圆状的骨单位,每个骨单位的中央,有一圆形的管腔,称中央管,管内有结缔组织和血管,管周有多层同心圆排列的骨板(哈氏骨板)。在骨单位之间有不规则的骨板是间骨板。

在骨的外围部分有数层与骨表面平行排列的骨板,称外环骨板。在纵切面,有时可见穿过外环骨板与骨单位中央管直接相通的横行管道,称穿通管。穿通管在横切面上,周围无同心圆骨板围绕。近骨髓腔面有骨小梁突起,数层环形于髓腔面的平行骨板是内环骨板,因取材和制片关系,有些切片中已看不到内、外环骨板(图 1-5-5)。

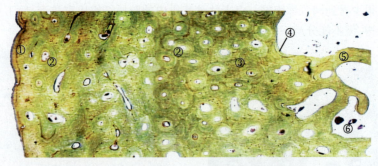

图 1-5-5　长骨骨干横切(硫堇-苦味酸染色　低倍)
①外环骨板;②骨单位;③间骨板;④内环骨板;⑤骨小梁;⑥骨髓腔

【高倍观察】　骨陷窝呈梭形,内含骨细胞胞体,陷窝周围有许多呈线状的结构,是骨小管,骨细胞突起伸入管内,骨小管内的骨细胞突起看不清楚。骨小管以中央管为中心呈辐射状,疏密不一,相邻骨陷窝借骨小管相通连。骨板呈现明暗交替排列现象,这是由于相邻骨板中胶原纤维排列方向不一致,折光性不同而造成的。穿通管和骨单位的中央管内有时可见血管。在每块间骨板和每个骨单位表面都有一折光性很强的轮廓线,称黏合线,每个骨单位的骨小管不穿过黏合线(图 1-5-6)。

在纵切面,可见大小不一的纵行管道,走向与骨长轴一致,即中央管。中央管两侧为纵行排列的平行骨板(哈氏骨板),有些中央管与横行的穿通管相接。纵切面中还可见到骨单位的斜切面(图 1-5-7 )。

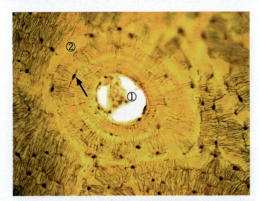

图 1-5-6　骨干横切(硫堇-苦味酸染色　高倍)
①中央管;②黏合线;↑骨陷窝

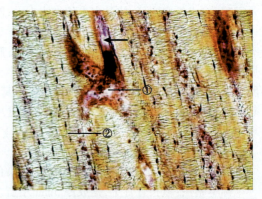

图 1-5-7　骨干纵切(硫堇-苦味酸染色　高倍)
①穿通管;②哈氏骨板;↑中央管

## (二) 示教标本

### 1. 成骨细胞(osteoblast)

【实验材料】　胎儿顶骨　HE 染色

镜下可见成骨细胞位于骨小梁边缘,排成一层,胞体立方形或矮柱状,胞核圆形,胞质弱嗜碱性(图 1-5-8)。

### 2. 破骨细胞(osteoclast)

【实验材料】　胎儿指骨　HE 染色

镜下可见破骨细胞位于骨小梁表面凹陷处,胞体大而不规则,多核,胞质嗜酸性(图 1-5-9)。

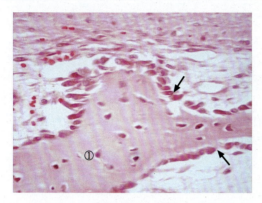

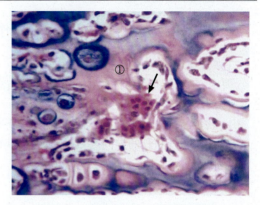

图 1-5-8　成骨细胞(HE 染色　高倍)
①骨小梁；↑成骨细胞

图 1-5-9　破骨细胞(HE 染色　高倍)
①类骨质；↑破骨细胞

**3. 膜内成骨**（intramembranous ossification）

【实验材料】　胎儿顶骨　HE 染色

【低倍观察】　顶骨中央已形成了片状的骨小梁，且互相吻合成网。在骨小梁中，骨细胞位于骨陷窝中，骨小梁周围为富含血管的结缔组织。

【高倍观察】　成骨细胞位于骨小梁边缘，胞体立方形或矮柱状，胞核圆形，胞质弱嗜碱性（图 1-5-8）。在骨小梁表面凹陷处，可见胞体大、多核、胞质嗜酸性的破骨细胞。

**4. 软骨内成骨**（endochondral ossification）

【实验材料】　胎儿指骨　HE 染色

【低倍观察】　切片中有两节指骨，选其中结构较典型的一节进行观察。指骨表面有致密结缔组织构成的骨膜。骨干中部骨膜内侧有骨松质构成的骨领。从骨骺端到骨干中部可区分出：①软骨储备区：为透明软骨；②软骨增生区：软骨细胞排列成纵行；③软骨钙化区：软骨细胞肥大，核固缩；④成骨区：由许多骨小梁组成，骨小梁中央为残存的软骨基质，染成蓝色，周围是新形成的骨质，染成红色，其间有骨陷窝和骨细胞。成骨细胞附于骨小梁表面；⑤骨髓腔：不规则的间隙，内有成群的不同发育阶段的血细胞。

【高倍观察】

（1）成骨细胞：呈矮柱状或立方形，胞质嗜碱性。位于成骨区骨小梁的表面，排列整齐成一层。

（2）骨细胞：位于骨小梁内，单个散在分布，由于细胞收缩，其周围出现空隙，即骨陷窝。

（3）破骨细胞：常位于骨小梁表面凹陷处，胞体大，不规则，多核，胞质嗜酸性（图 1-5-9）。

## （三）模型观察

长骨骨干模型

横断面可见骨外膜，内、外环骨板，骨单位(其骨板呈同心圆状排列)和间骨板。纵断面可见红色的穿通管(横行)与中央管(纵行)相连通，骨单位内骨板平行排列。

## （四）电镜照片观察

软骨细胞（图 1-5-10）

图片显示软骨细胞胞质内有丰富的粗面内质网（↑）。

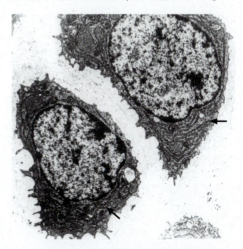

图 1-5-10　软骨细胞电镜图片

# 三、作 业

【课堂作业】 绘骨单位高倍观。

要求：在绘制的图中标注：哈弗斯管、骨陷窝、骨小管、骨板。

【复习思考题】

1. 软骨的结构有何特点，三种软骨在镜下有何区别？

2. 比较软骨和骨的异同点，它们是怎样获得营养的？

（唐显庆）

# 第6章 肌 组 织

肌组织（muscle tissue）主要由肌细胞构成，肌细胞间有少量结缔组织、血管、淋巴管及神经。肌细胞呈细长纤维形，又称肌纤维（muscle fiber）。肌组织分骨骼肌、心肌和平滑肌三种，前两种属横纹肌。本章重点观察三种肌组织横纹的有无，核的数目和位置，心肌的闰盘。

## 一、实 验 目 的

（1）掌握三种肌组织的形态结构、分布以及功能特点。
（2）在光镜下能够识别三种肌组织。

## 二、实 验 内 容

### （一）自观标本

#### 1. 骨骼肌（skeletal muscle）

【实验材料】 狗胸锁乳突肌 HE 染色

【肉眼观察】 长条形的为骨骼肌纵切面，多边形的为横切面。

【低倍观察】 纵切面上，骨骼肌纤维为长条形，骨骼肌纤维平行排列，肌纤维边缘较平整光滑，每条肌纤维均有明暗相间的横纹。肌纤维间有少量染色较浅的结缔组织。注意辨认每条肌纤维的界限，有的肌纤维之间有较宽的间隙，是切片制作过程所导致。

横切面中有许多大小不等的块状结构，每块为一肌束，内含许多条肌纤维，肌束外有肌束膜。肌纤维呈圆形或多边形，肌纤维之间的空白区是制片时组织收缩所致。肌纤维之间有少量结缔组织，即为肌内膜。在肌纤维边缘有染成浅蓝色的肌细胞核。

【高倍观察】 在纵切面上，选择一条界限清楚的肌纤维观察。在肌纤维的边缘，紧贴肌膜内面，可见细胞核染色较浅，卵圆形，其长轴与肌纤维长轴平行。注意不要与周围结缔组织中成纤维细胞核混淆（成纤维细胞核小，染色深，位于肌膜外）。将光线调暗，可见由明带和暗带交替排列构成的横纹。明带着色较浅。暗带染色深。肌纤维之间有少量结缔组织，为肌内膜，其内有毛细血管断面（图 1-6-1）。

横切面中，肌原纤维呈点状，由于固定收缩的原因，可见肌原纤维被空白裂隙分隔成几个不规则的区域，此区称为孔亥姆区（Cohnheim's field）。在肌纤维外有成纤维细胞核，核小、染色深，可见结缔组织构成的肌束膜（图 1-6-2）。

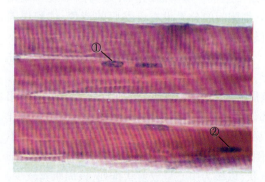

图 1-6-1 骨骼肌纵切（HE 染色 高倍）
①肌细胞核；②结缔组织细胞核

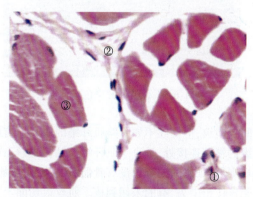

图 1-6-2 骨骼肌横切（HE 染色 高倍）
①肌内膜；②肌束膜；③肌细胞

## 2. 骨骼肌（skeletal muscle）

【实验材料】　狗胸锁乳突肌　铁苏木素染色

【肉眼观察】　长条形的纵断面和多边形的横切面均被染成黑褐色。

【低倍观察】　纵断面上可见骨骼肌纤维平行排列，肌纤维的横纹更加明显。选一清晰的区域，转高倍观察。

【高倍观察】　纵断面可见明带比暗带宽，着色较浅，明带中部有一条着色较深的 Z 线。暗带染成深褐色，暗带中部染色较浅，称 H 带。骨骼肌纤维的横切面上细胞核比 HE 染色切片清晰（图 1-6-3，图 1-6-4）。

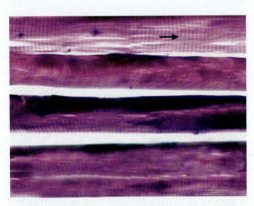

图 1-6-3　骨骼肌纵切（铁苏木素染色　高倍）

↑横纹

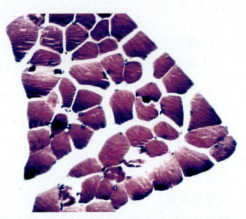

图 1-6-4　骨骼肌横切（铁苏木素染色　高倍）

## 3. 心肌（cardiac muscle）

【实验材料】　猴心　HE 染色

【肉眼观察】　标本呈不规则的长方形，可见被切成条纹状或点状的肌纤维断面。

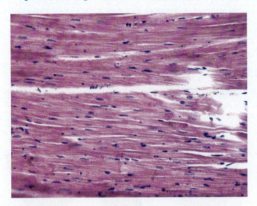

图 1-6-5　心肌（HE 染色　低倍）

【低倍观察】　心脏的肌纤维排列方向较复杂，切片中可见各种断面，肌纤维间有少量结缔组织和极为丰富的毛细血管。先观察纵切面，纵切面上肌纤维成长条形，有分支，细胞核位于中央，染色较浅。心肌横纹不如骨骼肌明显。肌纤维外可见染色色深的结缔组织细胞核和毛细血管内皮细胞核。横切面的肌纤维为圆形或不规则形，细胞间的分界没有骨骼肌的清楚，细胞周围有较多的结缔组织和毛细血管断面（图 1-6-5）。

【高倍观察】　纵切的心肌纤维为短圆柱形，有分支相互连接。核卵圆形，位于细胞中央，核周围肌质丰富，色浅。在肌纤维上可见明暗相间的横纹，但横纹不如骨路肌纤维的明显。有的部位可见比横纹粗染色较深的闰盘，它是心肌纤维的端端连接处，垂直于肌纤维长轴，呈横行或阶梯状（图 1-6-6）。横切面的肌纤维为圆形或不规则形，细胞间的分界没有骨骼肌的清楚，细胞周围有较多的结缔组织和毛细血管断面。心肌细胞核位于中央，有的未切到核。肌丝束切面上呈点状，以核为中心呈放射状排列，核周肌丝较少，肌浆丰富，故染色浅，形成核周浅染区（图 1-6-7）。

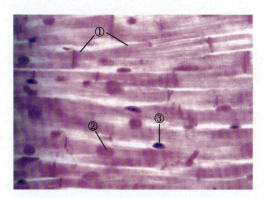

图 1-6-6 心肌纵切(HE 染色 高倍)
①闰盘；②心肌细胞核；③结缔组织细胞核

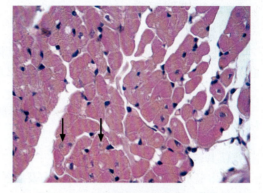

图 1-6-7 心肌横切(HE 染色 高倍)
↑心肌细胞核

### 4. 心肌(cardiac muscle)

【实验材料】 猴心 铁苏木素染色

【肉眼观察】 为一块不规则的紫蓝色组织。

【低倍观察】 切片中心肌纤维分层排列，有不同切面，找到心肌纤维纵切面。

【高倍观察】 在心肌纤维端对端相连处，有一深蓝色、与肌纤维长轴垂直的线状结构，即闰盘(图 1-6-8)。

### 5. 平滑肌(smooth muscle)

【实验材料】 动物小肠 HE 染色

【肉眼观察】 深红色环形结构。

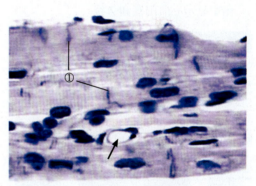

图 1-6-8 心肌纵切(铁苏木素染色 高倍)
①闰盘；↑毛细血管

【低倍观察】 平滑肌细胞排列成两层，一层为纵切面，较厚，另一层为横切面，较薄(图 1-6-9)。

【高倍观察】 纵切面细胞呈长梭形，一个肌细胞的宽部与另一个肌细胞的窄部相互嵌合排列。平滑肌细胞质染成浅红色，肌膜不明显，细胞核椭圆形，位于细胞中部，着浅蓝色。肌纤维间有少量结缔组织。横切面细胞呈大小不等的圆形或不规则形。有的平滑肌细胞断面中央可见一圆形的细胞核，有的则未切到核(图 1-6-10)。

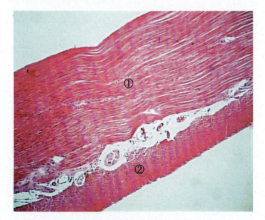

图 1-6-9 平滑肌(HE 染色 低倍)
①平滑肌纵切；②平滑肌横切

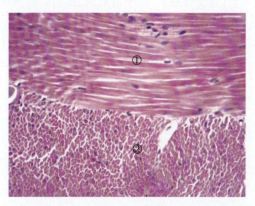

图 1-6-10 平滑肌(HE 染色 高倍)
①平滑肌纵切；②平滑肌横切

### （二）模型观察

**1. 骨骼肌超微结构模型**

横断面可见肌膜、肌原纤维内的肌丝呈点状(红色)。纵断面可见线粒体(绿色)、肌质网(黄色)、横小管(红褐色)、肌节(含粗、细肌丝)、Z 线、明带和暗带。

**2. 心肌超微结构模型**

纵断面显示了肌节,粗、细肌丝,Z 线和闰盘等结构。

### （三）电镜照片观察

**1. 骨骼肌**(图 1-6-11)

图中显示骨骼肌肌节内的肌丝分布及肌丝间的线粒体。图上半部为肌节纵切,下半部为肌节各带横切。

**2. 心肌**(图 1-6-12)

图中显示心肌闰盘和 Z 线。

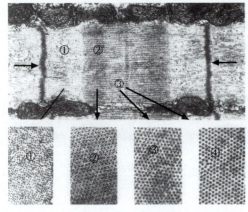

图 1-6-11　骨骼肌透射电镜
①明带;②暗带;③H 带;④M 线; → Z 线

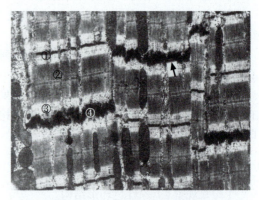

图 1-6-12　心肌纵切透射电镜
①Z 线;②暗带;③明带;④闰盘; ↑ Z 线

## 三、作　　业

【课堂作业】　绘平滑肌纵、横切面高倍观。

【复习思考题】
1. 比较三种肌纤维在形态结构、功能和分布上的不同点。
2. 名词解释:肌肉、肌原纤维、肌节、闰盘。

（唐显庆）

# 第7章 神经组织

神经组织(nervous tissue)由神经细胞和神经胶质细胞组成。神经细胞是神经系统的结构和功能单位,又称神经元(neuron)。神经胶质细胞对神经元起支持、营养、保护和绝缘的作用。

神经元有接受刺激、传导冲动的功能。神经元的结构包括胞体和突起两部分,突起又分为树突和轴突。神经元按突起数目分为多极神经元、双极神经元和假单极神经元三类,按功能分为感觉神经元、运动神经元和中间神经元三类。突触(synapse)是神经元与神经元之间,或神经元与效应细胞之间传递信息的部位。

中枢神经系统的神经胶质细胞有:星形胶质细胞、少突胶质细胞、小胶质细胞和室管膜细胞。周围神经系统有施万细胞和卫星细胞两种神经胶质细胞。神经元的长轴突外包神经胶质细胞就构成了神经纤维,神经纤维可分为有髓神经纤维和无髓神经纤维。

神经末梢是周围神经纤维的终末,可分为感觉神经末梢和运动神经末梢。

## 一、实验目的

(1)掌握神经组织的基本结构,神经元与神经胶质细胞的结构与功能特点。
(2)掌握突触、神经纤维的光镜及电镜结构与分类。
(3)掌握神经末梢的类型、结构、功能和分布。
(4)掌握神经胶质细胞的种类、形态及功能。
(5)了解神经的结构。

## 二、实验内容

### (一)自观标本

#### 1. 多极神经元(multipolar neuron)和假单极神经元(pseudounipolar neuron)

【实验材料】 猫的脊髓和脊神经节 HE 染色

【肉眼观察】 脊髓横切面为椭圆形,中部染色较深呈蝴蝶形的是灰质,周围染色浅的是白质。灰质有前后两对突起,较圆钝的一对是前角,较尖细的一对是后角。脊髓背侧的两侧各有一较小的椭圆形结构,为脊神经节。

【低倍观察】(图 1-7-1)

(1)白质:主要为神经纤维,纤维之间有较小的圆形和卵圆形的神经胶质细胞核。

(2)灰质:前角内可见较大的细胞即多极神经元。选择一结构典型的神经元转高倍镜观察。

(3)中央管:位于中央,腔面为室管膜细胞。

(4)脊神经节:假单极神经元成群存在,细胞群之间有成束的神经纤维。

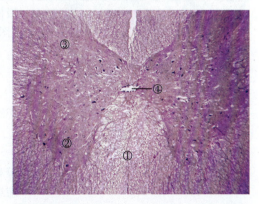

图 1-7-1 脊髓横切(HE 染色 低倍)
①白质;②灰质前角;③灰质后角;④中央管

【高倍观察】

脊髓前角多极神经元胞体大,形态不规则,有的神经元可见 1~2 个突起,有的未切到突起。神经元胞核大而圆,染色浅,呈空泡状,核仁明显;胞质内有许多大小不等、形态不一的紫蓝色斑块为尼氏体。轴突细而长,其呈圆锥形膨大的起始部即为轴丘(大部分切片未切到)。神经元周围呈蓝紫色的细胞核为各种神经胶质细胞核,粉红色的纤维为无髓神经纤维及神经胶质细胞突起(图 1-7-2)。

脊神经节内假单极神经元胞体呈圆形,大小不一,突起一般未切到,胞核大而圆呈空泡状,位于细胞中央(有的细胞未切到核),尼氏体呈细颗粒状,每个假单极神经元胞体的周围均有一层胞界不清、只见胞核的卫星细胞(图 1-7-3)。

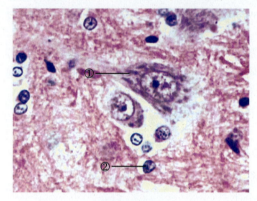

图 1-7-2 脊髓横切(HE 染色 高倍)
①多极神经元;②神经胶质细胞核

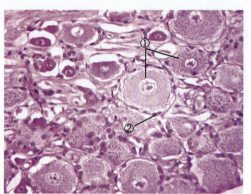

图 1-7-3 脊神经节(HE 染色 高倍)
①假单极神经元;②卫星细胞

### 2. 神经原纤维(neurofibril)

【实验材料】 猫的脊髓 硝酸银染色

【肉眼观察】 为脊髓横切面,呈椭圆形,中部染色较深、呈蝴蝶形的是灰质,周围染色浅的是白质。灰质有前后两对突起,较圆钝的一对是前角,较尖细的一对是后角。

【低倍观察】 分辨出白质和灰质及灰质的前角、后角,在灰质前角中找到多极神经元胞体。

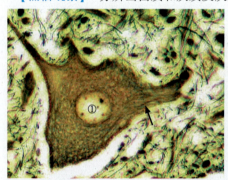

图 1-7-4 神经原纤维(银染 高倍)
①多极神经元的胞核;↑神经原纤维

【高倍观察】 神经原纤维为棕褐色细丝,在多极神经元胞体内交织排列,在突起内相互平行排列(图 1-7-4)。

### 3. 有髓神经纤维(myelinated nerve fiber)

【实验材料】 猫的坐骨神经 HE 染色

【肉眼观察】 切片上有两块组织,长条形的是神经的纵断面,圆形或三角形的是横断面。

【低倍观察】

(1) 纵断面:神经纤维平行排列,由于较密集,较难辨出每条神经纤维的界限,神经纤维之间有结缔组织,即神经内膜。

(2) 横断面:位于整个神经外面的疏松结缔组织为神经外膜。神经内有多个圆形的神经束,大小不等,每个神经束的表面有致密结缔组织包裹的神经束膜。神经束内有许多条神经纤维的横断面。

【高倍观察】

（1）纵断面：每根神经纤维为三条平行的线状结构，一般在郎飞结处较明显，中央一根染色深的是轴突，轴突两边呈网状的结构是髓鞘（髓磷脂被溶解），髓鞘外缘红色线状结构是神经膜（图1-7-5），神经膜内有时可见呈椭圆形、染色较浅的施万细胞核，注意与成纤维细胞核相区别（成纤维细胞核梭形、染色深）。

（2）横断面：神经纤维为大小不等的圆形结构，其中央的深红点是轴突，轴突周围空白区是髓鞘，髓鞘周围一圈红色薄膜是神经膜（图1-7-6）。每条神经纤维的周围有很薄的结缔组织为神经内膜。

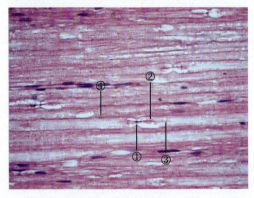

图1-7-5 有髓神经纤维纵切（HE染色 高倍）
①郎飞结；②轴索；③髓鞘；④神经膜

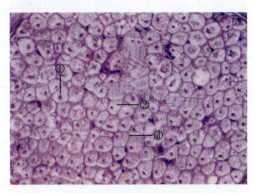

图1-7-6 有髓神经纤维横断（HE染色 高倍）
①轴索；②髓鞘；③神经膜

#### 4. 突触（synapse）

【实验材料】 猫的脊髓 Cajal法染色

【肉眼观察】 为椭圆形脊髓横切面，中部染色较深呈蝴蝶形的是灰质，周围染色浅的是白质。灰质有前后两对突起，较圆钝的一对是前角，较尖细的一对是后角。

【低倍观察】 在灰质前角中找到前角运动神经元后，换高倍镜观察神经细胞胞体上的突触。

【高倍观察】 神经细胞的胞体染成棕黄色，突触位于胞体或突起上。突触处可见轴突的末端膨大呈棕黑色扣状结构，即轴突终末。一个神经细胞上的突触可达数百个，但因切片较薄，有时也因镀染技术关系，一般只能见到几个或几十个（图1-7-7）。

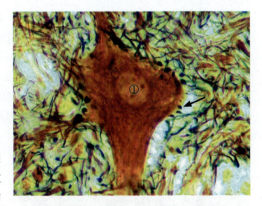

图1-7-7 突触（Cajal法染色 高倍）
①多极神经元的胞核；↑突触

#### 5. 触觉小体（tactile corpuscle）和环层小体（Meissner's corpuscle）

【实验材料】 人手指末节腹面皮肤 HE染色

【肉眼观察】 标本呈半月形，凸面为表皮游离面。

【低倍观察】 皮肤由表皮和真皮组成，表皮的基底部凹凸不平，真皮凸入表皮内的部分为真皮乳头，在部分真皮乳头内，有染色较深的椭圆形小体，即触觉小体。在真皮内或真皮与皮下组织交界处有呈同心圆排列的圆形或椭圆形结构，即环层小体。

【高倍观察】 触觉小体外包结缔组织的被囊，内有横向排列的扁平细胞，在HE标本中，裸露的轴突未被显示(图1-7-8)。环层小体呈圆形或椭圆形,小体的被囊由数十层同心圆排列的扁平细胞组成,小体中央的圆柱体呈红色的圆形小点(横断面)(图1-7-9)或长条形(纵断面)。

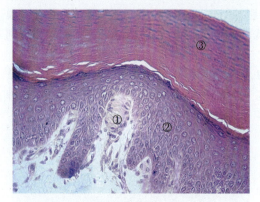

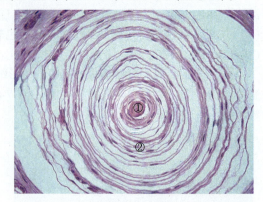

图1-7-8　触觉小体(HE染色　高倍)
①触觉小体;②表皮细胞;③表皮角化层

图1-7-9　环层小体(HE染色　高倍)
①圆柱体;②扁平细胞

## (二)示教标本

### 1. 纤维性星形胶质细胞(fibrous astrocyte)

【实验材料】　人或兔的大脑或小脑皮质　硝酸银染色

此为大脑切片,指针所指即为纤维性星形胶质细胞,其突起从胞体向四周呈放射状分布,有的突起末端膨大,紧贴毛细血管形成脚板(图1-7-10)。

### 2. 少突胶质细胞(oligodendroglia)

【实验材料】　人或兔的大脑或小脑皮质　硝酸银染色

指针所指即为少突胶质细胞,胞体较小,核卵圆形、色深,突起少。

### 3. 小胶质细胞(microglia)

【实验材料】　人或兔的大脑或小脑皮质　硝酸银染色

指针所指即为小胶质细胞,胞体小,细长或椭圆形,突起细长。

### 4. 运动终板(motor end plate)

【实验材料】　兔的肋间肌　硝酸银染色或氯化金染色

此标本是压片,铺展开的骨骼肌纤维着粉红色或浅紫色,其核不明显。神经纤维着黑色。由一条神经分出许多神经纤维小束。小束中的神经纤维终端膨大形成扣结状,附着在骨骼肌的表面,此即运动终板(图1-7-11)。

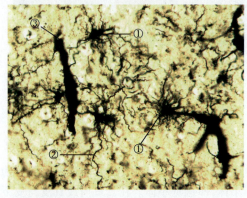

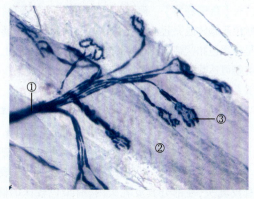

图1-7-10　纤维性星形胶质细胞(银染　高倍)
①胶质细胞胞体;②胶质细胞突起;③毛细血管

图1-7-11　运动终板(氯化金染色　高倍)
①有髓神经纤维;②骨骼肌纤维;③运动终板

### （三）有髓神经纤维模型观察

该模型为一段有髓神经纤维的纵、横断面。

纵断面：中央黄色部分为轴突（轴索），内有神经丝（蓝色）、微管和线粒体（浅红）等细胞器，相邻施万细胞交界处即郎飞结，该处轴索裸露（图1-7-12）。

横断面：中央黄色部分为轴突（轴索），其内的蓝点示神经丝等细胞器的横断。轴索周边为施万细胞的细胞膜（红色）呈同心圆反复环绕轴索形成的髓鞘。最外周为施万细胞的胞质和胞核（图1-7-13）。三个小模型显示施万细胞环绕轴索形成髓鞘的过程。

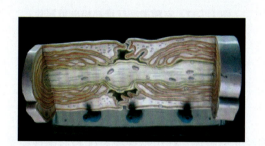

图1-7-12　有髓神经纤维的纵断面

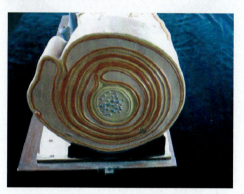

图1-7-13　有髓神经纤维的横断面

### （四）电镜照片观察

**1. 神经元核周围部分胞质**

在核（N）周围可见丰富的粗面内质网（RER）和游离核糖体等细胞器（图1-7-14）。

**2. 化学突触**

可见突触前膜（①）、突触后膜（②）、突触间隙（③）及突触小泡（④）等结构（图1-7-15）。

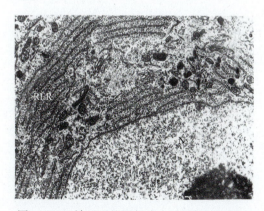

图1-7-14　神经元核周部分胞质透射电镜照片

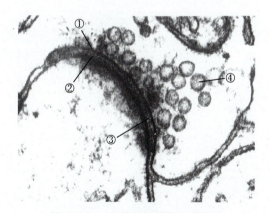

图1-7-15　化学突触透射电镜照片

**3. 有髓神经纤维横断面**（图1-7-16）

图中可见轴突（轴索）和明暗相间、同心圆环绕的板层状结构髓鞘。

**4. 有髓神经纤维扫描电镜照片**（图1-7-17）

图中可见郎飞结（↑）和施-郎切迹（⬆）。

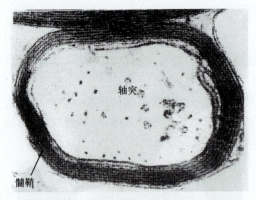

图 1-7-16　有髓神经纤维透射电镜照片

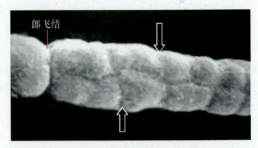

图 1-7-17　有髓神经纤维扫描电镜照片

## 三、作　　业

**【复习思考题】**

1. 神经元的微细结构与分类怎样？

2. 在 HE 染色的切片上，根据哪些特点认识神经元的胞体？在中枢神经系统和周围神经系统中，神经元胞体各集中在何处？

3. 神经与神经纤维的结构是怎样的？

4. 神经胶质细胞的种类、结构特点与功能。

5. 神经元之间是如何联系的？怎样解释神经冲动的单向传导？

6. 神经末梢有几类？各分布在何处？

（龙双涟）

# 第8章 神 经 系 统

神经系统(nervous system)主要由神经组织组成,分为中枢神经系统和周围神经系统;中枢神经系统由脑和脊髓组成,周围神经系统由脑神经节和脑神经、脊神经节和脊神经、自主神经节和自主神经组成。在中枢神经系统,神经元胞体集中的部分称灰质,不含胞体,只有神经纤维的部分称白质。大、小脑的灰质位于表层,又称皮质。在大、小脑白质中有灰质团块,称神经核。大脑皮质一般分六层,小脑皮质一般分三层。脊髓的灰质位于中央,周围是白质。在周围神经系统,神经元胞体集中在神经节和神经丛。

血-脑屏障(blood-brain barrier)由毛细血管内皮细胞、基膜和神经胶质膜组成,它可阻止血液中某些物质进入脑组织,维持脑组织内环境的相对稳定。

## 一、实 验 目 的

(1) 了解脊髓、大脑、小脑的组织结构。
(2) 了解脊神经节、交感神经节的组织结构。
(3) 了解血-脑屏障的结构。

## 二、实 验 内 容

### (一) 自观标本

#### 1. 脊神经节(spinal ganglion)

【实验材料】 人的脊神经节 HE 染色

【肉眼观察】 脊神经节是脊髓后根膨大的部分,呈椭圆形。

【低倍观察】 脊神经节的外面包裹着致密结缔组织被膜。被膜的结缔组织伸入神经节内,构成神经节的支架,其内有许多大小不等的呈圆形的假单极神经元成群存在,细胞群间有成束的神经纤维,是假单极神经元的突起(图 1-8-1)。

【高倍观察】 重点观察假单极神经元,其形态呈圆形或椭圆形,大小不一。细胞核圆形,染色浅,核仁明显。嗜碱性的尼氏体呈细小颗粒状,弥散分布。每个假单极神经元的外面有一层扁平的卫星细胞围绕,其细胞核圆形,着色较浅(图 1-7-3)。

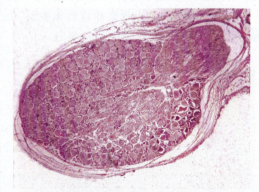

图 1-8-1 脊神经节(HE 染色 低倍)

#### 2. 大脑皮质(cerebral cortex)

【实验材料】 人的大脑 Golgi 染色

【肉眼观察】 表面染色较深为灰质,深部染色较浅为白质。表面凹陷处为沟,隆起处为回。

【低倍观察】 灰质内有大量神经元,皮质的神经元都是多极神经元,按其形态分为锥体细胞、颗粒细胞和梭形细胞三大类(图1-8-2)。白质位于深部。

【高倍观察】 大脑皮质由表面至深层一般可分为六层,即分子层、外颗粒层、外锥体细胞层、内颗粒层、内锥体细胞层及多形细胞层。本片中六层的排列不易分辨,但锥体细胞的外形可辨,锥体细胞尖端发出一条较粗的主树突,伸向皮质表面,轴突自胞体底部发出(图1-8-3)。

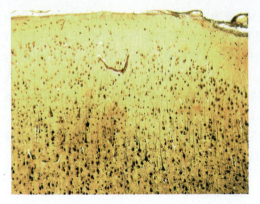

图1-8-2 大脑皮质(Golgi 染色 低倍)

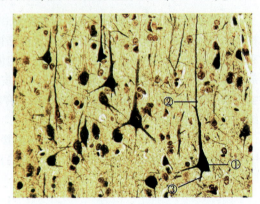

图1-8-3 大脑皮质(Golgi 染色 高倍)
①锥体细胞胞体;②主树突;③轴突

### 3. 小脑皮质(cerebellar cortex)

【实验材料】 人的小脑 Golgi 染色

【肉眼观察】 脑表面有许多横沟,把小脑分成许多小的叶片,每一叶片表面覆盖小脑皮质,呈浅黄色。内部的棕黑色区域为小脑髓质。

【低倍观察】 小脑皮质由浅到深依次分三层:①分子层:染色较浅,细胞较少,主要由星形细胞及深部的篮状细胞组成;②浦肯野细胞层:位于分子层与颗粒层之间,由一层呈梨形的神经元胞体组成;③颗粒层:主要由密集的颗粒细胞和一些高尔基细胞组成。颗粒层深部为小脑髓质。分子层、颗粒层中的各类细胞,此片中不易区分(图1-8-4)。

【高倍观察】 重点观察浦肯野细胞层:由一层呈梨状的神经元胞体组成,其胞体大,染色深,树突伸向分子层,核染色浅(1-8-5)。

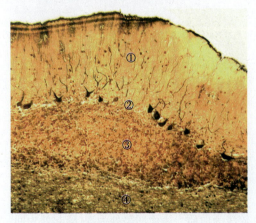

图1-8-4 小脑(Golgi 染色 低倍)
①分子层;②浦肯野细胞层;③颗粒层;④髓质

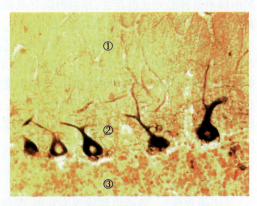

图1-8-5 小脑皮质(Golgi 染色 高倍)
①分子层;②浦肯野细胞层;③颗粒层

## （二）示教标本

### 1. 大脑锥体细胞（pyramidal cell）

【实验材料】 人的大脑 Golgi 染色

指针所指即为锥体细胞，其胞体呈三角形，细胞体顶端伸出一较大突起是主树突，走向大脑的表面，由主树突又可伸出一些分支。由三角形胞体的基部伸出较主树突细的轴突（图1-8-3）。

### 2. 小脑浦肯野细胞（purkinje cell）

【实验材料】 人的小脑 硝酸银染色

指针所指即为小脑浦肯野细胞，又称梨状神经元，胞体呈梨状。细胞顶端发出2~3条主树突伸向皮质分子层，其分支形如扁柏，细胞基部发出细长的轴突伸向髓质（图1-8-6）。

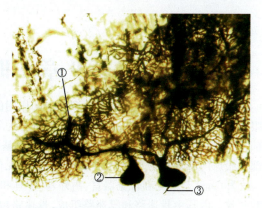

图1-8-6 小脑浦肯野细胞（银染 高倍）
①树突；②胞体；③轴突

# 三、作 业

【复习思考题】

1. 脊髓、大脑皮质、小脑皮质的组织结构如何？
2. 血-脑屏障的组织结构怎样？

（龙双涟）

# 第9章 眼 和 耳

眼(eye)是视觉器官,由眼球和起辅助作用的眼睑、眼外肌和泪器等附属器官组成。眼球由眼球壁和内容物组成。眼球壁从外向内可分为纤维膜、血管膜和视网膜三层。从眼球前部至后部,纤维膜分为角膜与巩膜;血管膜分为虹膜基质、睫状体基质与脉络膜;视网膜分为盲部与视部。眼球内容物有房水、晶状体和玻璃体,均无色透明;与角膜一起组成眼球的屈光介质。

耳(ear)是听觉和位觉器官,由外耳、中耳和内耳组成。外耳和中耳传导声波,内耳感受位觉和听觉。内耳由骨迷路和膜迷路组成,骨迷路包括骨半规管、前庭、耳蜗;膜迷路相应分为膜半规管、椭圆囊和球囊、膜蜗管,它们的内壁均衬以单层上皮,某些部位的上皮局部增厚,特化形成感受器,分别称为壶腹嵴、椭圆囊斑和球囊斑、螺旋器。本次实验主要观察耳蜗的结构。

## 一、实 验 目 的

(1)掌握角膜、虹膜、睫状体和视网膜的微细结构。
(2)了解巩膜、脉络膜、晶状体和玻璃体的结构。
(3)了解眼睑的结构。
(4)掌握壶腹嵴、位觉斑、螺旋器的微细结构。
(5)了解内耳骨迷路和膜迷路的组成和结构。

## 二、实 验 内 容

### (一)自观标本

#### 1. 眼球(eyeball)

【实验材料】 猪或猴眼球　HE 染色

【肉眼观察】 周围是眼球壁,前部浅红色的是角膜,其后方红色椭圆形结构为晶状体,晶状体前方两侧的膜状结构是虹膜,中间为瞳孔。虹膜后方切面呈三角形的是睫状体。眼球壁后部最外层为浅红色的巩膜,巩膜内侧面依次为黑色的脉络膜和蓝色的视网膜。视网膜在切片上往往与色素上皮分离。眼球后极处可见红色块状结构,为视神经断面。

【低倍观察】 分出眼球壁和内容物。部分切片可在角膜与巩膜交界处偏外侧,见到一块透明软骨,此为瞬膜的支架,为部分动物所特有。

(1)纤维膜:前部凸度较大的是角膜,大致可分为角膜上皮、角膜基质和内皮。巩膜为一厚层致密结缔组织。由大量胶原纤维束交织排列组成,纤维间可见染成蓝色的成纤维细胞核和血管断面(图1-9-1)。

(2)血管膜:为富含血管和色素细胞的疏松结缔组织,从前往后分为虹膜、睫状体和脉络膜。脉络膜位于巩膜内侧,可见大量血管断面,其间色素细胞成群分布(图1-9-1)。

(3)视网膜:位于脉络膜内面,由4层细胞构成(图1-9-1)。

(4)晶状体:卵圆形,染成深红色。包在晶状体外的透明均质薄膜为晶状体囊,切片中呈浅红色。晶状体前面囊之内面是一层单层立方上皮,即晶状体上皮。在晶状体赤道部,上皮细胞渐变为长柱状晶状体纤维。浅层的晶状体纤维组成晶状体皮质,晶状体核心的晶状体纤维细胞核已消失。

【高倍观察】

(1)角膜:由前向后分五层(图1-9-2)。

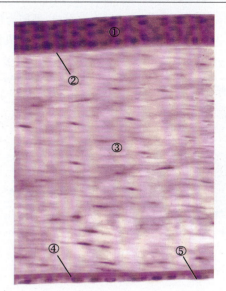

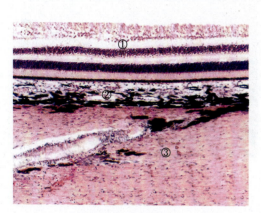

图 1-9-1　眼球壁后部(HE 染色　低倍)

①视网膜;②脉络膜;③巩膜

图 1-9-2　角膜(HE 染色　高倍)

①角膜上皮;②前界膜;③角膜基质;④后界膜;⑤角膜内皮

1)角膜上皮:为复层扁平上皮,由 4~5 层细胞组成,基部平坦,表层不角化。

2)前界膜:为一层浅红色均质薄膜(切片中不易分清)。

3)角膜基质:最厚,由许多与表面平行排列的胶原原纤维组成,其间有扁平的成纤维细胞。

4)后界膜:为一层浅红色均质薄膜(片中不易分清)。

5)角膜内皮:为单层扁平上皮。

(2)虹膜:自前向后可分三层(图 1-9-3,图 1-9-4)。

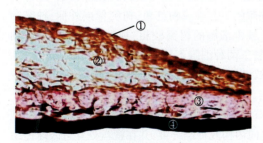

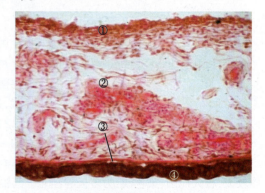

图 1-9-3　虹膜(HE 染色　高倍)

①前缘层;②虹膜基质;③瞳孔括约肌;④色素上皮

图 1-9-4　虹膜(HE 染色　高倍)

①前缘层;②虹膜基质;③瞳孔开大肌;④色素上皮

1)前缘层:由一层不连续的成纤维细胞和色素细胞所组成。

2)虹膜基质:为疏松结缔组织,有许多小血管断面及多突的色素细胞(图 1-9-5)。

3)虹膜上皮:由两层上皮组成,前层细胞分化成肌上皮细胞,其浅层为一浅红线条,即为纵切的瞳孔开大肌。在瞳孔缘,可见较厚的平滑肌横断面,为瞳孔括约肌。后层细胞大,充满色素颗粒。

(3)睫状体:自外向内可分三层(图 1-9-5)。

1)睫状肌层:可见纵、横、斜切的平滑肌束。

2)睫状体基质:为富含血管的结缔组织。

3）睫状体上皮：由两层上皮组成，外层为色素上皮，内层为非色素上皮。

（4）角膜缘：角膜、巩膜的交界处，观察巩膜距、小梁网和巩膜静脉窦（图1-9-6）。

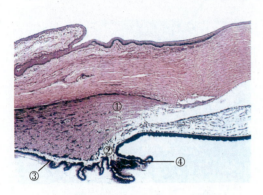

图1-9-5　睫状体(HE 染色　低倍)
①睫状肌；②基质；③睫状上皮；④睫状突

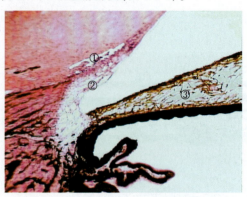

图1-9-6　前房角(HE 染色　高倍)
①巩膜静脉窦；②小梁网；③虹膜

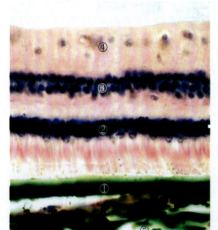

图1-9-7　视网膜(HE 染色　高倍)
①色素上皮；②视细胞层；③双极细胞层；
④节细胞层；⑤脉络膜

1）巩膜静脉窦：在角膜缘内侧，为环形管道，切面呈不规则裂隙状，管壁为扁平的内皮。其内侧巩膜组织向前内方突出，称巩膜距。

2）小梁网：位于巩膜静脉窦内侧，呈网状，小梁轴心为胶原纤维，表面为内皮。小梁之间是小梁间隙。

（5）视网膜（视部）（图1-9-7）

1）色素上皮：紧邻脉络膜，细胞呈立方形，染成深棕色。制片过程中此层往往与视网膜其余各层分离而贴附于脉络膜。

2）视细胞层：位于色素上皮层内侧，有视锥细胞和视杆细胞两种，其胞核呈椭圆形，密集排列成一厚的核层。视细胞的突起染成粉红色，树突伸向外侧，轴突突向内侧。视锥细胞的树突较粗，视杆细胞的树突呈细杆状，但镜下两种细胞不易分辨。

3）双极细胞层：在视细胞层的内侧，核亦排列成较厚的一层。

4）节细胞层：位于双极细胞的内侧，数量较少，胞体较大，核大而圆、染色浅，为多极神经元。其轴突向内构成神经纤维，并在视盘处穿过眼球壁组成视神经。

**2. 眼睑**（eyelid）

【实验材料】人眼睑　HE 染色

【低倍观察】分出眼睑的五层，观察睑缘处由表皮向睑结膜上皮相移行的情况（图1-9-8）。

【高倍观察】

（1）皮肤：较薄，真皮乳头浅。有毛囊、皮脂腺及汗腺。

（2）皮下组织：极薄，与真皮无明显分界。

（3）肌层：主要为骨骼肌构成的眼轮匝肌，多为横断面。

（4）睑板：为致密结缔组织，内有睑板腺（图1-9-9），其构造与皮脂腺相似，腺导管长，开口于睑缘（有些导管被切断）。

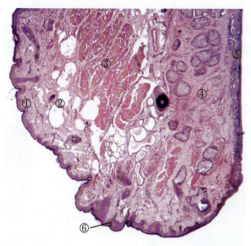

图 1-9-8　眼睑(HE 染色　低倍)
①皮肤;②皮下组织;③肌层;④睑板;⑤睑结膜;⑥睑缘

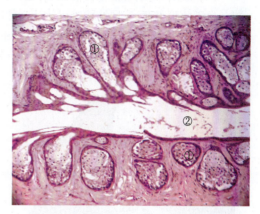

图 1-9-9　睑板腺(HE 染色　高倍)
①睑板腺腺泡;②睑板腺导管

（5）睑结膜:由上皮和较薄的固有层组成。上皮为复层柱状上皮,夹有少量杯状细胞,并有淋巴细胞浸润。睑缘处变为复层扁平上皮。

（6）睑缘:睑缘处有睫毛,无立毛肌。睫毛毛囊附近有 Zeis 腺,为皮脂腺,常开口于睫毛毛囊。Moll 腺为大汗腺,腺泡腔比一般汗腺大(图 1-9-10)。

### 3. 耳蜗（cochlea）

【实验材料】　豚鼠内耳　HE 染色

【肉眼观察】　标本为颞骨岩部,找到螺壳状的耳蜗并辨认出蜗顶、蜗底、蜗轴。

【低倍观察】　先找到蜗轴,蜗轴由松质骨组成,在骨质内有成团的神经细胞,即为耳蜗神经节。在蜗轴的两侧共有七个骨蜗管的断面,它们为不规则的圆形,在骨蜗管之中容有三角形的膜蜗管。在膜蜗管上方的间隙为前庭阶,下方的间隙为鼓室阶(图 1-9-11)。

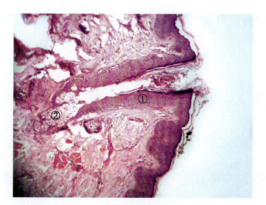

图 1-9-10　睑缘(HE 染色　低倍)
①睫毛毛囊;②Zeis 腺

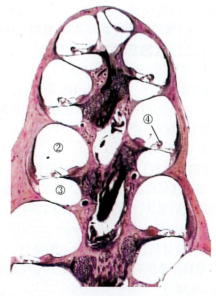

图 1-9-11　耳蜗(HE 染色　低倍)
①蜗轴;②前庭阶;③鼓室阶;④膜蜗管下壁

【高倍观察】

（1）膜蜗管：蜗管上壁为前庭膜，是一斜行的膜，膜中间为结缔组织，两面有单层扁平上皮被覆。由于此膜很薄，三层结构难以辨认。外壁处骨膜较厚，形成螺旋韧带，其管腔面为复层柱状上皮，上皮内含有血管，故称血管纹。下壁由骨螺旋板的外侧份和基底膜组成。基底膜的上皮分化成螺旋器。基底膜内含染成红色的听弦（图 1-9-12）。

（2）螺旋器：由支持细胞和毛细胞组成。在切片中选取一个结构完整的螺旋器观察（图 1-9-13）。

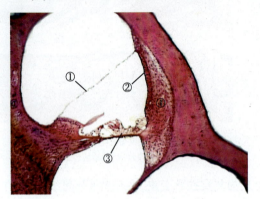

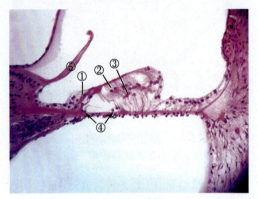

图 1-9-12　膜蜗管（HE 染色　高倍）
①前庭膜；②血管纹；③基底膜；④螺旋韧带

图 1-9-13　螺旋器（HE 染色　高倍）
①内毛细胞；②外毛细胞；③外指细胞；④柱细胞；⑤盖膜

1）支持细胞：主要有柱细胞和指细胞。

柱细胞：内柱细胞和外柱细胞各 1 行，两细胞的基部较宽，中部细长，顶部互相嵌合围成一个三角形的内隧道，核圆形，位于基部。

指细胞：分内指细胞和外指细胞。内指细胞一列，位于内柱细胞的内侧，外指细胞 3~5 列，位于外柱细胞的外侧。

2）毛细胞：分内毛细胞和外毛细胞，它们分别位于相应的指细胞之上，其游离面有听毛（切片中不甚清楚）。

盖膜：覆盖在螺旋器的上方，呈均质浅红色。切片中盖膜往往向上翘。

## （二）示教标本

### 1. 中央凹（central fovea）

【实验材料】　猴眼球　HE 染色

中央凹处视网膜薄，仅由色素上皮和视锥细胞两层组成。双极细胞和节细胞斜向中央凹周边（图 1-9-14）。

### 2. 视盘（optic disc）

【实验材料】　猴眼球　HE 染色

镜下指针所指的为视盘。节细胞的轴突汇集从此穿出眼球。此处无视细胞，节细胞的轴突穿出眼球后壁后，构成视神经（图 1-9-15）。

### 3. 壶腹嵴（crista ampullaris）

【实验材料】　豚鼠内耳　HE 染色

指针所指的是壶腹嵴，上皮中毛细胞和支持细胞分辨不清。深部为固有层，顶部有壶腹帽（图 1-9-16）。

### 4. 位觉斑（maculae staticae）

【实验材料】　豚鼠内耳　HE 染色

镜下指针所指的是位觉斑,位觉斑上皮中可见两种细胞:毛细胞核大而圆,位于浅层,有的毛细胞顶部还可见纤毛,其余为柱状的支持细胞。位砂膜表面有染色深的位砂(图1-9-17)。

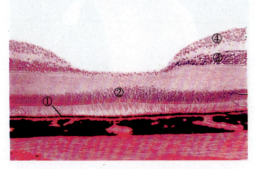

图 1-9-14　中央凹(HE 染色　高倍)
①色素上皮;②视细胞层;③双极细胞层;④节细胞层

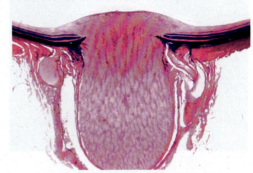

图 1-9-15　视盘(HE 染色　低倍)

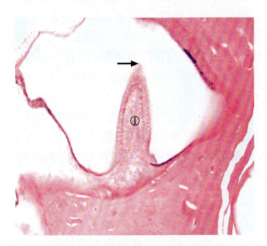

图 1-9-16　壶腹嵴(HE 染色　低倍)
①壶腹嵴;↑壶腹帽

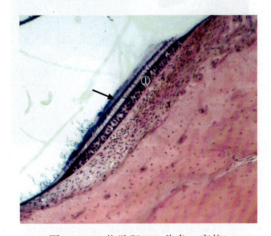

图 1-9-17　位觉斑(HE 染色　高倍)
①感觉上皮;↑位砂膜和位砂

### （三）眼球及内耳模型观察

#### 1. 眼球模型

（1）眼球壁

1）纤维膜:前部透明的是角膜,后部浅蓝色的是巩膜(图 1-9-18)。角膜缘处在切面上可见巩膜内面向前突出形成的巩膜距及巩膜静脉窦(蓝色小点)。

2）血管膜:前部环形的为虹膜,中央为瞳孔。打开模型,从内面观察,睫状体为黑色环状,切面上可见红色的睫状肌。

3）视网膜:从内面观察为黄色,上有许多中央动脉(红色)和中央静脉(蓝色)的分支。后极处可见视盘(图 1-9-19)。

（2）内容物

1）晶状体:双凸透明体,位于虹膜后方。

2）玻璃体:半透明物质。

#### 2. 内耳模型

此为右侧内耳模型(图1-9-20)。将模型置于自己的右前方,耳蜗向前,蜗尖指向外、前、下,三个半规管向后,即大致表示内耳在体内的方位。

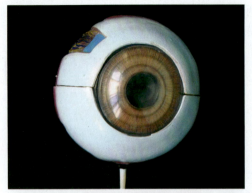

图 1-9-18　眼球模型前面观

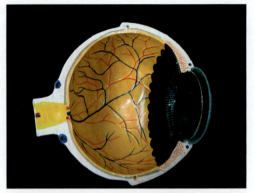

图 1-9-19　眼球模型切面观

内耳由骨迷路和膜迷路组成。

（1）骨迷路（白色）：中部扩大部分为前庭，向后伸出三个半规管，前内侧与耳蜗相连。每个半规管近前庭处膨大为壶腹。耳蜗形似蜗牛壳，在切面上见中部为骨性的蜗轴，内有耳蜗神经节。骨蜗管以蜗轴为中心盘曲二圈半，因而可见五个断面。

（2）膜迷路（腔面呈蓝色）：椭圆囊和球囊位于前庭内，壁上有位觉斑。膜半规管套在半规管内，壶腹处有壶腹嵴。膜蜗管套在骨蜗管内，切面呈三角形。下壁有螺旋器。

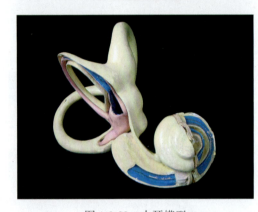

图 1-9-20　内耳模型

## （四）电镜照片观察

### 视杆和视锥细胞

视杆细胞的外突呈杆状，视锥细胞的外突呈圆锥形（图 1-9-21）。在两细胞外突的外节部含大量平行层叠的扁平状膜盘（图 1-9-22）。

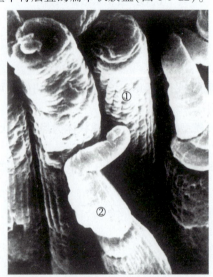

图 1-9-21　视锥和视杆细胞扫描电镜照片
①视杆细胞；②视锥细胞

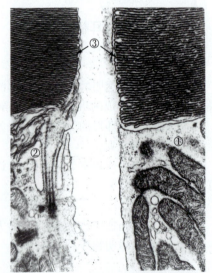

图 1-9-22　视锥和视杆细胞透射电镜照片
①视杆细胞；②视锥细胞；③膜盘

三、作　业

**【复习思考题】**

1. 眼球的一般结构如何？角膜结构如何？它为什么透明？

2. 视网膜视部结构如何？光线要经过眼球的哪些结构才能被视细胞所感受？

3. 房水的循环途径如何？

4. 内耳的一般结构怎样？听觉和位觉感受器在内耳的哪些部位？其结构如何？声波在内耳的传导途径如何？

5. 眼睑的一般结构如何？Zeis 腺、睑板腺炎症时将导致什么疾病？

（张晓红）

# 第 10 章　循　环　系　统

循环系统(circulation system)包括心血管系统和淋巴系统。心血管系统由心脏、动脉、毛细血管和静脉组成。心脏是泵血器官,心脏搏出的血液经动脉到毛细血管,血液在此与周围组织进行物质交换,静脉再将物质交换后的血液带回心脏。淋巴系统是一个辅助的管道系统,由毛细淋巴管、淋巴管和淋巴导管组成。本章主要实习心血管系统。

## 一、实　验　目　的

(1) 掌握毛细血管的微细结构,并能在切片上识别。
(2) 掌握大动脉、中动脉、小动脉、小静脉的结构特点。
(3) 掌握心脏壁的组织结构。

## 二、实　验　内　容

### (一) 自观标本

#### 1. 心脏(heart)

【实验材料】　羊心　HE 染色

【肉眼观察】　标本中着浅粉色的一面是心内膜,其相对的一面是心外膜,二者之间着红色的是心肌膜,很厚。

【低倍观察】　分辨心内膜、心肌层、心外膜三层。首先区分心内膜和心外膜,心内膜下层有浦肯野纤维(Purkinje fiber),心外膜常含脂肪组织和小血管断面。心肌层最厚,可见到心肌纵、横、斜三种不同断面(图 1-10-1,1-10-2)。

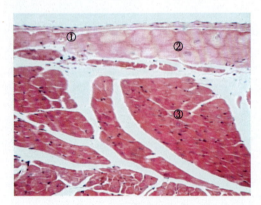

图 1-10-1　心脏(HE 染色　低倍)
①心内膜;②束细胞;③心肌膜

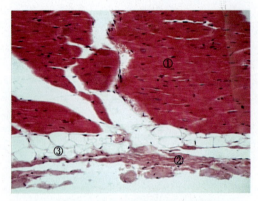

图 1-10-2　心脏(HE 染色　低倍)
①心肌膜;②心外膜;③脂肪细胞

【高倍观察】

(1) 心内膜:心内膜又分两层,内皮不完整,在内皮处只见染色深的椭圆形细胞核;内皮下层由结缔组织组成,其中含有少量平滑肌纤维,该层又可分为内外两层,内层薄,为细密结缔组织,外层紧贴心肌膜,也称心内膜下层,为疏松结缔组织,其中有成群分布的浦肯野纤维(束细胞),其特点是胞体较普通心肌纤维大、形状不规则,肌浆丰富、染色浅,核大。也可见束细胞伸入心肌层内(图1-10-3)。

(2)心肌膜:很厚,主要由心肌纤维组成,其间有少量结缔组织和丰富的毛细血管。心肌纤维呈螺旋状排列,在切片中可见到内纵、中环、外斜排列的心肌纤维断面。

(3)心外膜:由薄层结缔组织构成,表面的间皮细胞已脱落。外膜中可见到营养血管的断面和脂肪细胞,无束细胞,此点可与心内膜区别(图1-10-4)。

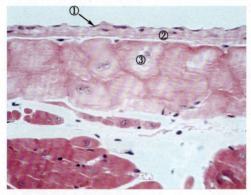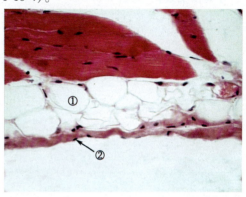

图1-10-3 心内膜(HE 染色 高倍) | 图1-10-4 心外膜(HE 染色 高倍)
①内皮;②内皮下层;③束细胞 | ①脂肪细胞;②间皮

## 2. 大动脉(large artery)

【实验材料】 狗大动脉 HE 染色

【低倍观察】 由内向外大致能分辨三层,但三层分界不明显。内外两层较薄,染色浅。中膜很厚,由多层染色深红的弹性膜和弹性膜之间的平滑肌纤维、胶原纤维、基质等构成(图1-10-5)。

【高倍观察】

(1)内膜:又可分为三层。内皮仅见核突向管腔,常有内皮脱落。内皮下层较厚(有的切片无此层),其中除胶原纤维和弹性纤维外,还有少量平滑肌横断面。内弹性膜与中膜的弹性膜相延续,故内膜与中膜无明显分界。

(2)中膜:最厚,可见多层弹性膜呈波浪形,着粉红色,折光性强,其间夹有少量平滑肌纤维及胶原纤维和基质等。不必一一辨认,但能见平滑肌细胞核为椭圆形,较大,染色浅(图1-10-6)。

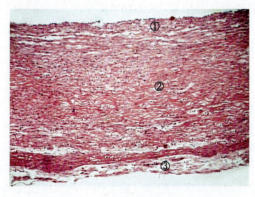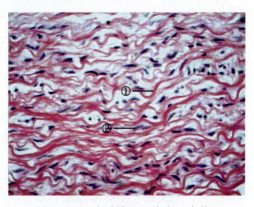

图1-10-5 大动脉(HE 染色 低倍) | 图1-10-6 大动脉(HE 染色 高倍)
①内膜;②中膜;③外膜 | ①弹性膜;②平滑肌细胞核

（3）外膜：较中膜薄，由结缔组织组成，外弹性膜与中膜的弹性膜相延续，故与中膜无明显分界。其中可见营养血管断面。

### 3. 中动脉(medium-sized artery)

【实验材料】 狗的肠系膜中动脉 HE 染色

【肉眼观察】 中动脉管壁厚，管腔小而圆。

【低倍观察】 低倍镜观察整个管壁，区分三层的界线，注意三层的厚度比例（图1-10-7）。

【高倍观察】 见图1-10-8。

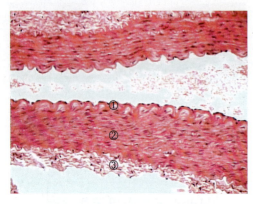 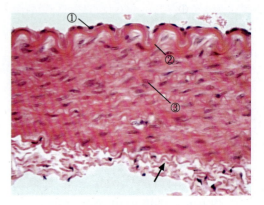

图 1-10-7　中动脉(HE 染色　高倍)　　　　图 1-10-8　中动脉(HE 染色　高倍)
①内膜;②中膜;③外膜　　　　　　　①内皮;②内弹性膜;③平滑肌;↑外弹性膜

（1）内膜：薄，由内向外可分辨三层。

1）内皮：只见染色较深的内皮细胞核（有的内皮已脱落）。

2）内皮下层：薄，不明显。

3）内弹性膜：明显，染色亮红，呈波浪形。有些切片中可看到两层内弹性膜。

（2）中膜：较厚，由 10~40 层环行平滑肌组成，肌纤维之间有少量弹性纤维和胶原纤维。

（3）外膜：厚度与中膜相仿，由疏松结缔组织和外弹性膜构成，在外膜与中膜交界处，有多层染色浅红的外弹性膜，其外的疏松结缔组织内有营养血管断面。

### 4. 中静脉(medium-sized vein)

【实验材料】 狗的肠系膜中静脉 HE 染色

【肉眼观察】 中静脉管壁薄，管腔大而不规则。

【低倍观察】 管壁薄，三层膜分界不清，有的腔面可见静脉瓣（图1-10-9）。

【高倍观察】 管壁薄，无内、外弹性膜，三层分界不如中动脉明显；中膜平滑肌排列稀疏，结缔组织较多；外膜比中膜厚，有的外膜中可见少量纵行平滑肌束（图1-10-10）。

### 5. 小动脉和小静脉(small artery and small vein)

【实验材料】 胃 HE 染色

【肉眼观察】 在淡染结缔组织中有点状红染小动脉、小静脉的横断面。

【低倍观察】 在结缔组织内找到小动脉、小静脉。小动脉腔小、壁厚。小静脉腔大、壁薄、管壁常塌陷，腔内常含有血液。选一对结构典型的小动、静脉观察（图1-10-11）。

【高倍观察】

（1）小动脉：由于小动脉收缩，内膜的内皮细胞核呈圆形突向腔面。较大的小动脉还能见到内弹性膜，中膜由 3~9 层环行平滑肌组成；较小的小动脉不见内弹性膜，中膜含 3~4 层平滑肌细胞，外膜是结缔组织，与周围结缔组织相延续。

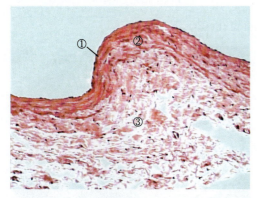

图 1-10-9　中静脉(HE 染色　低倍)
①内膜；②中膜；③外膜

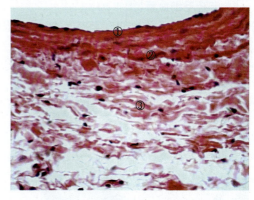

图 1-10-10　中静脉(HE 染色　高倍)
①内膜；②中膜；③外膜

（2）小静脉：在内皮外可见 1～2 层平滑肌细胞,外膜结缔组织较小动脉厚,也与周围结缔组织相延续。

## （二）示教标本

### 1. 毛细血管（capillary）

【实验材料】　动物的肠系膜　HE 染色

【肉眼观察】　在淡粉色薄膜中,染成深紫色、粗细不等、分支状的条纹是肠系膜或大网膜中的小动、静脉及毛细血管网。

【低倍观察】　在小动、静脉周围的结缔组织内可见到管腔小的毛细血管。

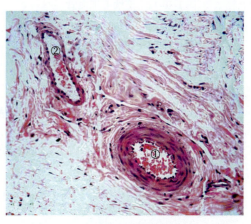

图 1-10-11　小动脉和小静脉(HE 染色　低倍)
①小动脉；②小静脉

【高倍观察】　在横切面上,毛细血管腔小,内皮细胞扁平,很薄,核扁圆,突向腔面。有的毛细血管管腔内可见红细胞成行排列。

### 2. 大静脉（large vein）

【实验材料】　动物的下腔静脉　HE 染色

【肉眼观察】　标本为弓形或长条状(大静脉横断面的一部分)。

【低倍观察】　三层膜分界不清,外膜最厚。

【高倍观察】　管壁内膜较薄,中膜不发达,为几层排列松散的环形平滑肌,外膜厚,结缔组织内有较多纵行的平滑肌纤维束。

### 3. 肠系膜血液循环（blood circulation of mesentery）

【实验材料】　青蛙肠系膜（未染色）

镜下见血细胞在毛细血管以及小动、静脉内循环流动。血细胞流速快的血管是动脉,流速慢的是静脉,血细胞呈单行流动的是毛细血管。

## （三）电镜照片观察

### 1.连续毛细血管（图 1-10-12）

图中可见内皮细胞连续、有紧密连接(①)、基膜完整(②)。

**2.有孔毛细血管**(图 1-10-13)

图中可见内皮细胞间有紧密连接(①)、胞质上有窗孔(②)、基膜连续。

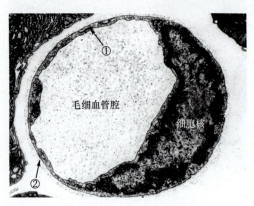

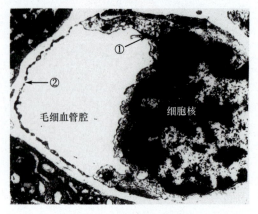

图 1-10-12　连续毛细血管　　　　　　　　图 1-10-13　有孔毛细血管

# 三、作　业

【课堂作业】　绘小动脉、小静脉高倍观。

要求:在绘制的图中分别标出小动脉和小静脉的内膜、中膜、外膜。

【复习思考题】

1.动脉壁的一般结构如何?哪一层变化最大?根据什么特点识别大、中、小动脉?

2.心脏壁的组织结构是怎样的?

3.电镜下毛细血管有几种类型?各有何结构、功能特点?

4.简述微循环的组成及意义?

(张晓红)

# 第11章 皮 肤

皮肤(skin)由表皮和真皮组成,借皮下组织与深部的组织相连。皮肤内有毛、指(趾)甲、皮脂腺和汗腺,它们是由表皮衍生的皮肤附属器。皮肤直接与外界环境接触,对人体有重要的保护作用,能阻挡异物和病原体侵入,并能防止体内组织液丢失。皮肤内有丰富的感觉神经末梢,能感受外界的多种刺激。皮肤对调节体温也起重要作用。

## 一、实 验 目 的

(1)掌握皮肤各层结构形态及特征。

(2)掌握表皮各层细胞形态特征及角化过程。

(3)掌握毛发、皮脂腺和汗腺的结构特征。

## 二、实 验 内 容

### (一)自观标本

#### 1. 指皮

【实验材料】 人指皮 HE染色

【肉眼观察】 切面呈半圆形,稍带蓝色的为表皮,染成粉红色的为真皮和皮下组织。

【低倍观察】 分出表皮和真皮。表皮与真皮交界处凹凸不平,染色深、细胞密集者为表皮。

(1)表皮:为角化的复层扁平上皮,从基底到表面依次可见四层。最表面呈均质红色的为角质层,此层中有些地方出现连续成串的腔隙为汗腺导管的断面。角质层下面是染成紫蓝色的颗粒层,透明层在切片中不清楚。颗粒层深面为数层多边形细胞组成的棘层,近真皮处染色较深排列整齐的一层细胞构成基底层(图1-11-1)。

(2)真皮:位于表皮下方,由乳头层和网织层构成。近表皮处为乳头层,由疏松结缔组织构成,乳头层向表皮基部伸出许多乳头状的真皮乳头。乳头层下方为网织层,由致密结缔组织组成,粗大的纤维束交织成网。两层之间无明显界限(图1-11-1)。

(3)皮下组织:位于真皮深面,由疏松结缔组织和脂肪组织构成,真皮和皮下组织内可见汗腺。

【高倍观察】 逐层观察下列结构:

(1)表皮(图1-11-2)

1)基底层:位于表皮的最深层,由一层排列整齐的立方或矮柱状基底细胞组成,细胞核卵圆形,胞质嗜碱性强。此层中有一些胞质清亮、核椭圆深染的圆形细胞,为黑素细胞。

2)棘层:由4~10层多边形的棘细胞构成。细胞体积大,核圆,胞质弱嗜碱性。细胞表面可见短小的棘状突起,相邻细胞的突起镶嵌连接。

3)颗粒层:由3~5层梭形细胞组成,胞核椭圆形,已渐趋退化。胞质内含形状不规则的透明角质颗粒,强嗜碱性。

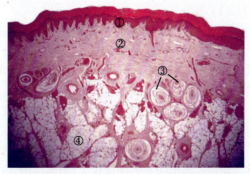

图1-11-1 指皮(HE染色 低倍)
①表皮;②真皮;③环层小体;④脂肪组织

4) 角质层:较厚。由多层扁平细胞构成(细胞层间常见人工裂隙),胞核已退化消失,胞质内充满角蛋白,细胞界限不清,呈均质红染。角质层中成串的圆形小腔隙为螺旋状走行的汗腺导管横切面。

(2) 真皮

1) 乳头层:由薄层疏松结缔组织构成。乳头内有丰富的毛细血管,有的乳头内可见触觉小体(图 1-11-2)。

2) 网织层:由致密结缔组织构成,此层内含较大血管和汗腺。汗腺分泌部多在真皮深部及皮下组织中,成团存在。汗腺分泌部着色较浅,由单层锥形腺细胞围成。在上皮细胞和基膜之间,可见梭形的肌上皮细胞,胞核狭长着色深。汗腺导管管壁由 2~3 层立方状上皮围成,染色较深(图 1-11-3)。

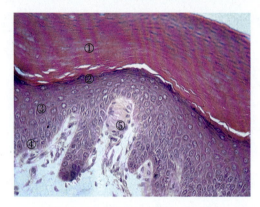

图 1-11-2　指皮(HE 染色　高倍)
①角质层;②颗粒层;③棘层;④基底层;⑤触觉小体

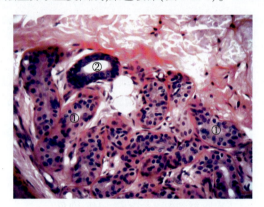

图 1-11-3　汗腺(HE 染色　高倍)
①汗腺分泌部;②汗腺导管部

(3) 皮下组织:为疏松结缔组织。内有脂肪组织、汗腺分泌部及神经纤维束的断面。部分切片中可见环层小体。

**2. 头皮**(scalp)

【实验材料】 人头皮　HE 染色

【肉眼观察】 蓝紫色细线为表皮,表皮下方染成红色的组织为真皮和皮下组织,在真皮中有一些斜行蓝紫色的结构为毛囊。

【低倍观察】 分出表皮、真皮和皮下组织。表皮角质层较薄,颗粒层不明显,棘层也较薄。真皮与皮下组织内有毛发、皮脂腺、立毛肌和汗腺等结构(图 1-11-4)。

【高倍观察】 进一步观察毛发、皮脂腺、立毛肌和汗腺的结构。

(1) 毛发

1) 毛干:位于皮肤外的部分,大部分已脱落。

2) 毛根和毛囊:毛根为位于皮肤内的部分,呈棕褐色。毛根由毛囊包裹,毛根和毛囊末端膨大形成毛球,毛球底面有结缔组织突入其中形成毛乳头(有的切片未切到)。毛囊由上皮性鞘和结缔组织性鞘两层组成,上皮性鞘与表皮相连。结缔组织性鞘和真皮相延续(图1-11-4,1-11-5)。

(2) 立毛肌:为平滑肌束,位于毛根与表皮的钝角侧,一端附于毛囊的结缔组织,另一端终止于真皮乳头层。

(3) 皮脂腺:位于毛囊和立毛肌之间,为泡状腺。分泌部周边细胞呈立方或扁平形,着色深,称干细胞。腺泡中心的细胞较大,呈多边形,核固缩,胞质内充满脂滴,着色浅。导管短,多开口于毛囊上部(图 1-11-6)。

(4) 汗腺:与前述指皮汗腺结构相同。

### (二) 皮肤模型观察

表皮与真皮交界处凹凸不平。真皮内可见毛囊(棕黄色)、毛根(棕黑色),斜行的立毛肌(红色),毛囊与立毛肌之间有皮脂腺(橘黄),真皮深层有蟠曲的汗腺腺泡(白色),其导管(白色)穿过真皮和表皮开口于皮肤表面。真皮深层和皮下组织中可见脂肪组织(黄色)(图1-11-7)。

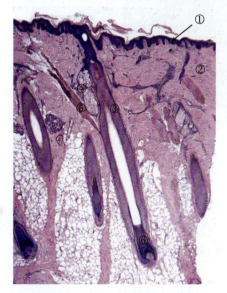

图 1-11-4 头皮(HE 染色 低倍)
①表皮;②真皮;③毛囊;④皮脂腺;⑤立毛肌;⑥毛球

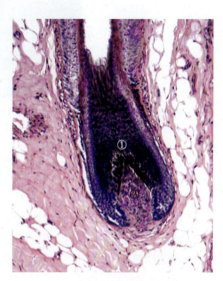

图 1-11-5 头皮(HE 染色 高倍)
①毛球;②毛乳头

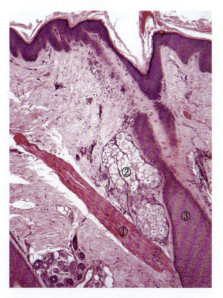

图 1-11-6 头皮(HE 染色 高倍)
①立毛肌;②皮脂腺;③毛囊

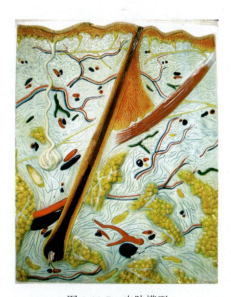

图 1-11-7 皮肤模型

### (三) 电镜照片观察

**毛干**

毛干由角化的上皮细胞构成,毛干穿出皮肤的部位为毛孔(图1-11-8)。

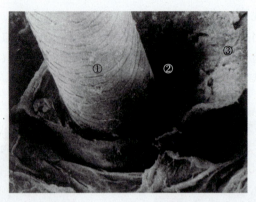

图 1-11-8　毛干扫描电镜照片
①毛干;②毛孔;③角化的表面上皮细胞

# 三、作　　业

【复习思考题】
1. 简述表皮各层细胞的结构特点并说明表皮角化过程。
2. 试从结构上说明皮肤的感觉、保护、分泌、排泄、调节体温等功能。
3. 简述汗腺、皮脂腺和毛发的一般结构。

（张蒙夏　张晓红）

# 第12章 免疫系统

免疫系统(immune system)是在种系发生过程中,受抗原刺激逐渐发生、发展、进化形成的。免疫系统主要由免疫器官、免疫组织和分散的免疫细胞组成。免疫细胞是参与免疫应答的细胞,包括淋巴细胞、单核-吞噬细胞系统、浆细胞、粒细胞、肥大细胞和血小板等。免疫组织也称淋巴组织,以网状组织为支架,网眼中填充着大量淋巴细胞和巨噬细胞。免疫器官也称淋巴器官,可分为中枢淋巴器官和周围淋巴器官。中枢淋巴器官包括胸腺和骨髓,周围淋巴器官包括淋巴结、脾和扁桃体等。完善的免疫系统,负责识别、清除外来抗原,如病原体及其产物,清除体内衰老死亡的细胞,监视、清除机体内表面抗原发生变化的细胞,如病毒感染的细胞及癌变的细胞等,以保护机体,免除疾病的发生。

## 一、实验目的

(1)掌握免疫系统的组成。
(2)掌握胸腺、淋巴结、脾的组织结构及功能,并能在镜下识别。
(3)了解淋巴器官与免疫的关系。
(4)了解扁桃体的结构。

## 二、实验内容

### (一)自观标本

**1.胸腺**( thymus)

【实验材料】 幼儿胸腺 HE染色

【肉眼观察】 标本一侧稍隆起的表面呈浅红色为被膜,它伸入胸腺内形成小叶间隔,将实质分成许多小叶。

【低倍观察】 表面有薄层结缔组织构成的被膜,被膜伸入实质形成小叶间隔,将胸腺分成许多不完整的小叶。每个小叶分为皮质和髓质两部分,小叶周边染色深的为皮质;中央着色浅的为髓质,其中可见胸腺所特有的染成粉红色的胸腺小体(图1-12-1)。

【高倍观察】 皮质内染色深的为胸腺细胞,数量多;染色浅的为胸腺上皮细胞,其轮廓不清,核大,呈椭圆形(图1-12-2)。髓质内胸腺小体大小不等,圆形,外周由几层扁平的胸腺上皮细胞围成,细胞核明显;中央的上皮细胞已完全角质化,细胞呈均质嗜酸性染色,细胞界线不清(图1-12-3)。

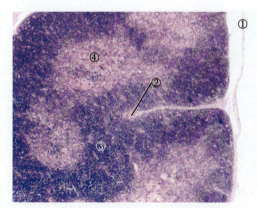

图1-12-1 胸腺(HE染色 低倍)
①被膜;②小叶间隔;③皮质;④髓质

**2.淋巴结**( lymph node)

【实验材料】 狗的淋巴结 HE染色

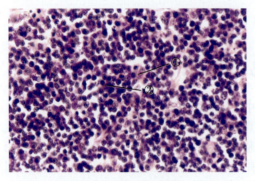

图 1-12-2　胸腺皮质(HE 染色　高倍)
①胸腺上皮细胞;②胸腺细胞

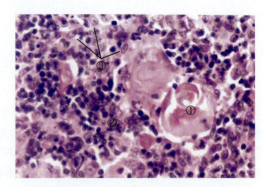

图 1-12-3　胸腺髓质(HE 染色　高倍)
①胸腺小体;②胸腺细胞;③胸腺上皮细胞

【肉眼观察】　淋巴结切面呈椭圆形,周围染色深的为皮质;中央染色浅的为髓质。有的标本在淋巴结的一侧有凹陷,为淋巴结门。

【低倍观察】　由外向内依次观察:

(1) 被膜:为一薄层致密结缔组织,包在淋巴结的表面,并伸入实质形成小梁,在切片上可见到小梁的不同断面,着色与被膜相同。

(2) 皮质:位于被膜的深面,由浅层皮质、副皮质区及皮质淋巴窦构成。

1) 浅层皮质:包括淋巴小结和小结之间的弥散淋巴组织,即小结间区。

2) 副皮质区:是分布于皮质深层的弥散淋巴组织,与周围组织分界不清。

3) 皮质淋巴窦:为淋巴小结与被膜之间及淋巴小结与小梁之间的不规则间隙,分别称为被膜下窦和小梁周窦(图 1-12-4)。

(3) 髓质:位于皮质的深面,由髓索和髓窦组成。髓索是呈条索状的淋巴组织,粗细不等,相互连接成网,细胞密集呈深蓝色,髓索之间以及髓索与小梁之间均为髓窦(图 1-12-5)。

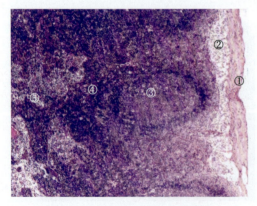

图 1-12-4　淋巴结(HE 染色　低倍)
①被膜;②皮质窦;③淋巴小结;④副皮质区;⑤髓质

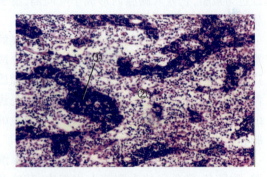

图 1-12-5　淋巴结髓质(HE 染色　低倍)
①髓索;②髓窦

【高倍观察】

(1) 皮质

1) 淋巴小结:有的淋巴小结的中央着色较浅为生发中心。选择一个生发中心明显的淋巴小结进行观察。生发中心内侧份为暗区,多为大淋巴细胞;外侧份为明区,多为中淋巴细胞;生发中心的顶部及周围有一层密集的小淋巴细胞,即小结帽。

2）副皮质区：又称胸腺依赖区，其内可见高内皮的毛细血管后微静脉。

（2）髓质

1）髓索：以淋巴细胞为主，另外还有浆细胞、巨噬细胞、网状细胞等，因细胞排列紧密，不易区分。

2）髓窦：选一个较大的髓窦观察，可见窦壁由扁平的内皮细胞组成，窦内有淋巴细胞、星状内皮细胞和巨噬细胞。星状内皮细胞有突起，核大，着色浅，胞质染色很浅，嗜酸性弱；巨噬细胞为不规则形，突起短而圆钝，胞核着色深，胞质嗜酸性强（图1-12-6）。

**3.脾**（spleen）

【实验材料】 狗的脾脏 HE染色

【肉眼观察】 在标本的一侧表面呈粉红色部分为被膜。散在分布的深蓝紫色团块或条索状结构是白髓，其余大部分为红髓。

【低倍观察】

（1）被膜：由较厚的结缔组织组成，且含弹性纤维和平滑肌细胞。被膜表面覆有间皮（切片中不易分清），被膜中组织伸入实质形成小梁，在切片上可见到小梁的不同断面。

（2）白髓：圆球状或条索状，呈紫蓝色，散在分布，其中有中央动脉的断面。中央动脉周围的弥散淋巴组织为动脉周围淋巴鞘，淋巴细胞密集；有的动脉周围淋巴鞘一侧可见脾小结（淋巴小结），亦可分出明区、暗区和小结帽；白髓与红髓交界处染色浅的为边缘区，结构较疏松（图1-12-7）。

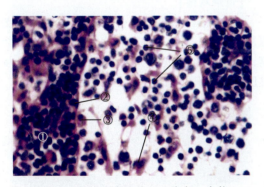

图1-12-6 淋巴结髓质（HE染色 高倍）
①髓索；②内皮细胞；③巨噬细胞；④星状内皮细胞；
⑤淋巴细胞

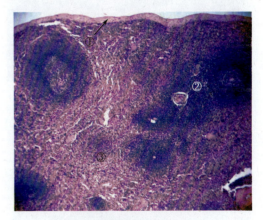

图1-12-7 脾（HE染色 低倍）
①被膜；②白髓；③红髓

（3）红髓：由脾索和脾血窦组成。脾索为条索状的淋巴组织，因其内含有各种血细胞而红染；脾索之间为脾血窦，有的窦腔内含有大量血细胞（图1-12-8）。

【高倍观察】

（1）被膜与小梁中含有平滑肌纤维。

（2）脾血窦的窦壁为长杆状内皮细胞，切片中多被斜切或横切，可见内皮细胞核圆形，突向管腔，有的窦腔中充满了血细胞，以致内皮细胞不易分辨（图1-12-9）。

（3）脾索为条索状淋巴组织，内含大量血细胞、巨噬细胞等，故着色较红。

（4）白髓周围染色较浅的是边缘区，含较多的血细胞和巨噬细胞（不易分辨）（图1-12-10）。

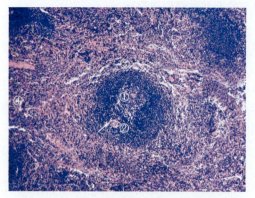

图 1-12-8 脾白髓(HE 染色 高倍)
①脾小结;②动脉周围淋巴鞘;③边缘区;④红髓;
↑中央动脉

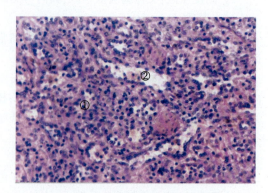

图 1-12-9 脾红髓(HE 染色 低倍)
①脾索;②脾血窦

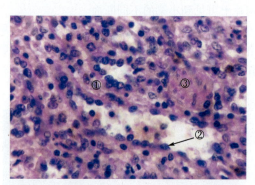

图 1-12-10 脾红髓(HE 染色 高倍)
①脾索;②脾血窦内皮;③小梁

**4.腭扁桃体**(palatine tonsil)

【实验材料】 狗的腭扁桃体 HE 染色

【肉眼观察】 标本的一侧是扁桃体的咽腔面(游离面),可见一层紫红色的结构向扁桃体内部凹陷,此为黏膜上皮。标本的另一侧是扁桃体的底面,有粉红色的被膜包裹。

【低倍观察】

(1)黏膜上皮和隐窝:在扁桃体的外表面被覆复层扁平上皮。上皮陷入扁桃体内部形成隐窝,隐窝上皮内可见侵入的淋巴细胞,此处称为淋巴上皮组织(图 1-12-11,1-12-12)。

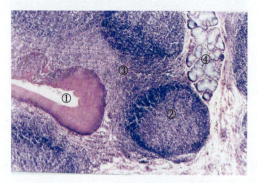

图 1-12-11 扁桃体(HE 染色 低倍)
①上皮隐窝;②淋巴小结;③弥散淋巴组织;
④黏液性腺泡

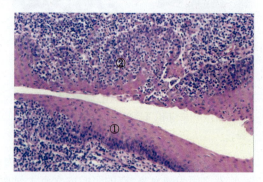

图 1-12-12 扁桃体(HE 染色 高倍)
①复层扁平上皮;②淋巴上皮组织

(2)淋巴组织:在隐窝周围和黏膜上皮深部,可见密集分布的淋巴小结和弥散淋巴组织,淋巴小结可有生发中心。

(3)被膜:在扁桃体的底面包裹着由结缔组织构成的被膜,着粉红色。在被膜外,有的切片可见一些黏液性腺泡、骨骼肌等(图 1-12-11)。

## （二）示教标本

**毛细血管后微静脉**（high endothelial vein）

【**实验材料**】 狗淋巴结 HE 染色

镜下为毛细血管后微静脉的横断面（↑），其内皮细胞为立方形或矮柱状，细胞核较圆，细胞界限不清，可见正在穿越管壁的淋巴细胞（图 1-12-13）。

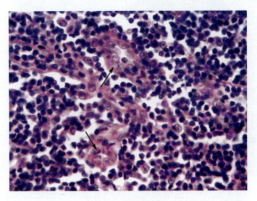

图 1-12-13 毛细血管后微静脉（HE 染色 高倍）

## （三）淋巴结皮质及脾血窦模型观察

### 1.淋巴结皮质

可见浅红色的被膜与小梁，被膜下窦和小梁周窦内有多突的星状内皮细胞（黄色）。圆形的淋巴小结（深蓝）和副皮质区（浅蓝）内均有由网状细胞（淡黄）和网状纤维（棕黄）构成的细支架，淋巴细胞位于支架的网眼中（图 1-12-14）。

### 2.脾血窦

窦壁由长杆状内皮围成，内皮细胞之间间隙较大，可见红细胞（鲜红）及单核细胞（暗红）正在穿越管壁；内皮外无基膜，有网状纤维（浅黄色）及网状细胞（褐色）环绕（图 1-12-15）。

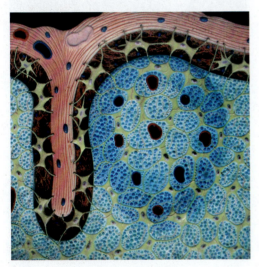

图 1-12-14 淋巴结皮质模型

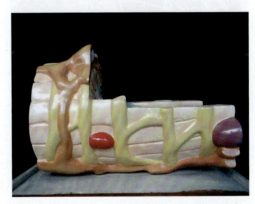

图 1-12-15 脾血窦模型

## （四）电镜照片观察

### 1.毛细血管后微静脉（图 1-12-16）

图中可见毛细血管腔（L）、毛细血管的内皮细胞（E）、淋巴细胞（Ly）、周细胞（①）。

### 2.淋巴窦（图 1-12-17）

图中可见网状细胞的胞体（①）及突起（②），淋巴细胞（③）。

### 3.脾红髓（图 1-12-18）

图中可见脾血窦腔（S）、窦壁内皮细胞（①）、脾索（②）、淋巴细胞（③）。

### 4.脾血窦（图 1-12-19）

图中可见脾血窦的窦腔（①）、窦壁内皮细胞（②）、内皮细胞间的间隙（③）、脾索（④）、淋巴细胞（⑤）。

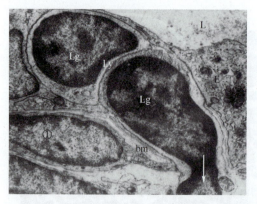

图1-12-16 毛细血管后微静脉透射电镜图

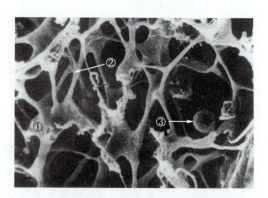

图1-12-17 淋巴窦扫描电镜图

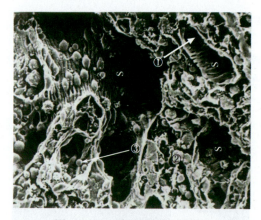

图1-12-18 脾红髓扫描电镜图

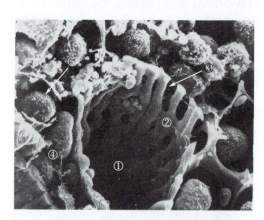

图1-12-19 脾血窦扫描电镜图

# 三、作 业

【课堂作业】 绘部分淋巴结髓质(高倍观)。

要求:在绘制的图中标出髓窦、髓索、网状细胞、淋巴细胞、巨噬细胞、星状内皮细胞、髓窦壁的内皮细胞。

【复习思考题】

1.淋巴器官分几类?试比较其异同。

2.淋巴组织有几种形式?其分布情况如何?

3.T淋巴细胞和B淋巴细胞在何处产生?主要分布在何处?各执行什么功能?

4.试比较淋巴结和脾脏在结构和功能上的异同。

5.简述淋巴结内的淋巴通路。

6.什么是血-胸腺屏障?简要概括其组成。

7.单核-吞噬细胞系统包括哪些细胞?有何功能?

(黄欣琼)

# 第13章 内分泌系统

内分泌系统(endocrine system)是机体的重要调节系统,它与神经系统相辅相成,共同调节机体的生长发育和各种代谢,维持内环境的稳定,并影响行为和控制生殖等。内分泌系统由内分泌腺和分布于其他器官的内分泌细胞组成。内分泌腺的结构特点是:腺细胞排列成索状、团状或围成滤泡状,不含导管,毛细血管丰富。

分泌含氮激素细胞的超微结构特点是,胞质内含有丰富的粗面内质网和高尔基复合体,以及有膜包被的分泌颗粒等。分泌类固醇激素细胞的超微结构特点是,胞质内含有丰富的滑面内质网,线粒体的嵴呈管泡状、多脂滴。

## 一、实验目的

(1)掌握内分泌腺结构上的共同特点及各内分泌腺的主要功能。

(2)掌握肾上腺、甲状腺、甲状旁腺的组织结构。

(3)掌握脑垂体的分部、组织结构及下丘脑与脑垂体之间形态和功能上的联系。

## 二、实验内容

### (一)自观标本

**1. 甲状腺与甲状旁腺**(thyroid gland and parathyroid gland)

【实验材料】 狗甲状腺与甲状旁腺　HE 染色

【肉眼观察】 在标本的一侧,有一染成蓝色的小块状结构,为甲状旁腺,其余部分为甲状腺。

【低倍观察】 分出甲状腺与甲状旁腺(图 1-13-1)。

(1)甲状腺:周围有一薄层结缔组织被膜。腺的实质由许多大小不等的滤泡组成。滤泡腔内有染成红色的胶质。滤泡之间有疏松结缔组织及大量毛细血管(片中不清楚)。此外,尚有成群存在的细胞,可能是没有切到滤泡腔的滤泡上皮细胞,或滤泡旁细胞。选一清晰部位移到视野中央,转高倍镜观察。

(2)甲状旁腺:周围有薄层结缔组织被膜,腺实质内的腺细胞成团索状排列。

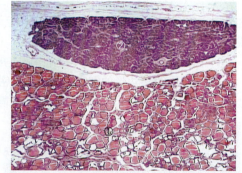

图 1-13-1　甲状腺与甲状旁腺(HE 染色　低倍)
①甲状腺;②甲状旁腺

【高倍观察】 重点观察以下结构。

(1)滤泡上皮:滤泡壁由单层上皮组成,细胞一般为立方形,但也可为柱状或扁平,这反映腺上皮的不同功能状态(图 1-13-2)。

(2)滤泡旁细胞:存在于滤泡壁或滤泡间的结缔组织中,为一种胞体较大、染色较浅的细胞(图 1-13-2)。

(3)甲状旁腺:腺实质内有许多较小的多边形腺上皮细胞即主细胞,细胞密集呈索状或团状排列。细胞索之间有少量的结缔组织和大量毛细血管。切片中无嗜酸性细胞(图 1-13-3)。

**2. 肾上腺**(adrenal gland)

【实验材料】 狗肾上腺　HE 染色

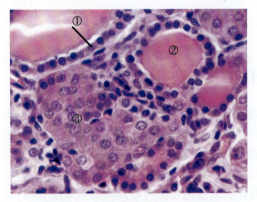

图 1-13-2　甲状腺(HE 染色　高倍)
①滤泡上皮;②滤泡腔胶状物;③滤泡旁细胞

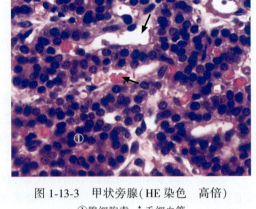

图 1-13-3　甲状旁腺(HE 染色　高倍)
①腺细胞索;↑毛细血管

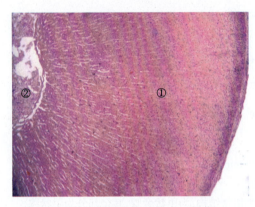

图 1-13-4　肾上腺(HE 染色　低倍)
①皮质;②髓质

【肉眼观察】　标本周围染色较深的为皮质,中央染色较浅(或呈棕黄色)的为髓质。

【低倍观察】　腺体表面为结缔组织被膜,被膜下为皮质,由表及里可分为三带:球状带、束状带、网状带。网状带深面为染色较浅的髓质,其中有血窦和静脉(图 1-13-4)。

【高倍观察】　仔细观察下列各部。

(1)皮质

1)球状带:较窄,由柱状细胞呈袢状或实心球状排列,球间有丰富的毛细血管(图 1-13-5)。

2)束状带:最宽,在球状带深面,细胞较大,为立方形或多边形,与被膜垂直排列成条索状,细胞索之间有少量结缔组织及丰富的窦样毛细血管。胞质内富含脂滴,制片过程中脂滴溶解形成空泡,故此带染色较浅(图 1-13-5)。

3)网状带:与髓质相连,分界不整齐,细胞连接成网。胞质染色较深。网眼的空隙为血窦(图 1-13-6)。

(2)髓质:由多边形的细胞排列成索或密集成团,细胞内含染成棕黄色的嗜铬颗粒(未经铬盐处理的切片无此特点)。髓质中一较大的静脉即中央静脉(图 1-13-6)。

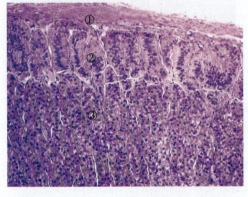

图 1-13-5　肾上腺皮质(HE 染色　低倍)
①被膜;②球状带;③束状带

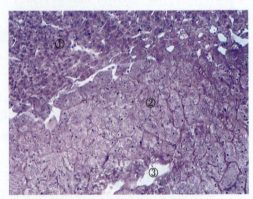

图 1-13-6　肾上腺(HE 染色　低倍)
①网状带;②髓质;③中央静脉

**3. 垂体**(hypophysis)

【实验材料】 人或猫垂体 HE染色

【肉眼观察】 标本中染色深的是远侧部(前叶),染色浅的是神经部,两者之间有一薄层带状区域为中间部。

【低倍观察】 外包结缔组织被膜,分清远侧部与神经部,远侧部的腺细胞成团索状排列。神经部染色浅,有许多染色浅的神经纤维。中间部狭窄,紧贴神经部,着深蓝色(图1-13-7)。

【高倍观察】 仔细观察下列各部。

(1)远侧部:细胞多,成团排列,细胞团之间有丰富的窦样毛细血管,细胞可分为三种(图1-13-8)。

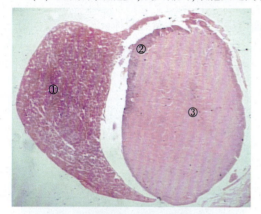

图1-13-7 脑垂体(HE染色 低倍)
①远侧部;②中间部;③神经部

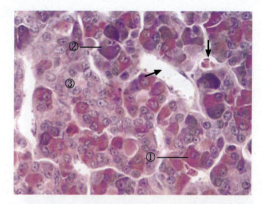

图1-13-8 腺垂体远侧部(HE染色 高倍)
①嗜酸性细胞;②嗜碱性细胞;③嫌色细胞;↑血管

1)嗜酸性细胞:在远侧部中央较多,胞体大小不一,胞质呈红色。核圆形。

2)嗜碱性细胞:在远侧部的周边较多,细胞较大,形状不一致,胞质染成紫蓝色,核圆形。

3)嫌色细胞:体积最小,胞质染色最浅,故细胞界限不明显。

(2)中间部:主要由嗜碱性细胞组成,比远侧部嗜碱性细胞略小而形态相似(图1-13-9)。

(3)神经部:除无髓神经纤维外,还有许多毛细血管和神经胶质细胞(垂体细胞)。切片中均质的嗜酸性团块,即赫令体(图1-13-9,1-13-10)。

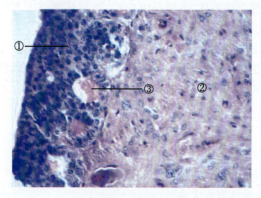

图1-13-9 垂体中间部与神经部(HE染色 低倍)
①中间部;②神经部;③滤泡

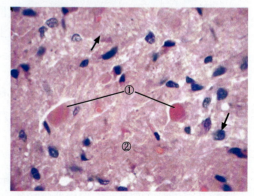

图1-13-10 垂体神经部(HE染色 高倍)
①赫令体;②无髓神经纤维;↑神经胶质细胞

**4. 垂体**(hypophysis)

【实验材料】 猫垂体 三色法

【肉眼观察】 染色深的为远侧部,浅的为神经部。

【低倍观察】 分清远侧部和神经部,位于两者之间的为中间部。远侧部的嗜酸性细胞较多,被染成橘黄色,嗜碱性细胞较少,位于远侧部周边,被染成蓝色。

## (二)示教标本

**滤泡旁细胞**(parafollicular cell)

【实验材料】 狗甲状腺 硝酸银染色

镜下位于滤泡上皮细胞之间和滤泡之间,胞质内有棕黑色嗜银颗粒的细胞即滤泡旁细胞(图 1-13-11)。

## (三)电镜照片观察

### 1. 肾上腺皮质细胞(图 1-13-12)

照片显示肾上腺皮质细胞胞质内含丰富的滑面内质网(①),大量线粒体(②)和脂滴(③)。

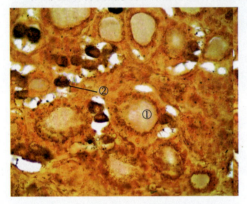

图 1-13-11 甲状腺滤泡旁细胞(银染 高倍)
①滤泡;②滤泡旁细胞

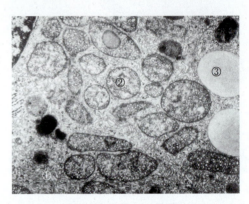

图 1-13-12 肾上腺皮质束状带细胞透射电镜照片

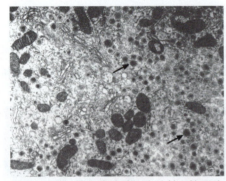

图 1-13-13 肾上腺髓质细胞透射电镜照片

### 2. 肾上腺髓质细胞(图 1-13-13)

照片显示肾上腺髓质细胞胞质内含大量膜包分泌颗粒(↑)。

### 3. 甲状腺滤泡上皮细胞

电镜下,滤泡上皮细胞胞质内有较发达的粗面内质网和较多线粒体,可见分泌颗粒,高尔基复合体位于核上方,细胞基底部有完整的基膜。

### 4. 滤泡旁细胞

细胞内可见粗面内质网和高尔基复合体,有大量分泌颗粒。

## 三、作 业

【复习思考题】

1. 何谓内分泌腺?人体内有哪些独立存在的内分泌腺?它们在结构和功能上有何共同特征?

2. 下丘脑位于何处?有何内分泌功能?与脑垂体有何关系?

3. 联系垂体各部的组织结构特点及功能,解释为什么垂体是最重要的内分泌腺?

4. 试述肾上腺、甲状腺、甲状旁腺的组织结构,并说明其功能。

(赵国军)

# 第14章 消　化　管

消化管（digestive tract）是从口腔至肛门的连续性管道，依次分为口腔、咽、食管、胃、小肠和大肠。其共同特点是管壁从内到外都具有四层结构，依次是黏膜、黏膜下层、肌层和外膜。其中结构变化最大、功能最重要的是黏膜层。在观察各器官的组织切片时，应先辨认出管壁的四层结构，然后再重点观察黏膜层。

## 一、实 验 目 的

（1）掌握消化管壁的共同结构及各层的组成成分。

（2）掌握消化管各段黏膜的特点，重点掌握胃和小肠黏膜的结构。

（3）了解胃肠道内分泌细胞的分布、主要类型和功能。

## 二、实 验 内 容

### （一）自观标本

#### 1. 舌

【实验材料】　狗舌　HE 染色

【肉眼观察】　标本一侧凹凸不平，呈深紫蓝色，是舌背部黏膜，其深部为染成红色的舌肌。

【低倍观察】　分清舌表面的黏膜和深部的骨骼肌，黏膜由复层扁平上皮和固有层组成，形成许多乳头，依其形状可分为丝状乳头、菌状乳头和轮廓乳头。

（1）丝状乳头：数量最多，顶端尖，基部宽，尖端往往偏向一侧，上皮表面有角化现象；乳头中轴为固有结缔组织（图 1-14-1）。

（2）菌状乳头：数量较少，顶端钝圆，上皮不角化。

上皮下固有层内有腺泡切面（不是所有切片都有），固有层含有丰富的毛细血管。肌层厚，由骨骼肌组成（图 1-14-2）。

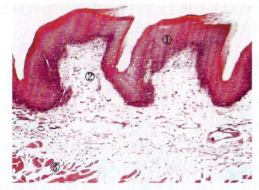

图 1-14-1　丝状乳头（HE 染色　低倍）
①角化上皮；②结缔组织乳头；③舌肌

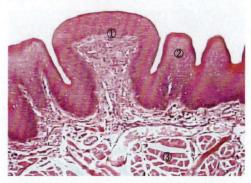

图 1-14-2　菌状乳头（HE 染色　低倍）
①菌状乳头；②丝状乳头；③舌肌

（3）轮廓乳头：最大，略似菌状乳头，但顶端最宽阔，且较平坦，与舌面等高，上皮为未角化的复层扁平上皮。轮廓乳头周围有深的轮廓沟，沟两侧上皮内有较多的染色浅的卵圆形小体，即味蕾（图1-14-3A）。

在轮廓乳头分布区域附近的舌肌纤维束之间，有许多味腺（为浆液性腺泡）。导管分支很少，无闰管，导管开口于沟底。在味腺导管周围，有弥散的淋巴组织和舌腺（黏液腺）。

【高倍观察】　味蕾为淡染的卵圆形小体，顶端借味孔通口腔，由两种细胞组成，味孔不一定切到（图1-14-3B）。

（1）味细胞：呈细长梭形，位于味蕾中央，细胞质和细胞核染色较深。

（2）支持细胞：呈梭形，位于味蕾周边和味细胞之间，细胞质和细胞核染色较浅。

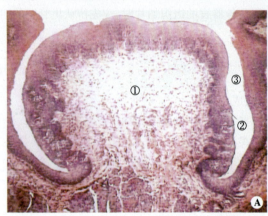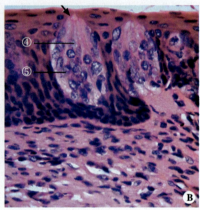

图 1-14-3　轮廓乳头（HE 染色）

A. 低倍：①轮廓乳头；②味蕾；③轮廓沟；B. 高倍：④味细胞；⑤支持细胞；↑味孔

## 2. 食管（esophagus）

【实验材料】　狗食管　HE 染色

【肉眼观察】　管腔面有纵行皱襞的横断面，腔面着紫蓝色的为上皮，上皮下浅红色的结构为黏膜下层，再往外为红色的肌层和外膜。

【低倍观察】　由内向外逐层分清食管壁四层结构（图 1-14-4）。

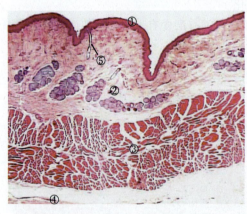

图 1-14-4　食管横切（HE 染色　低倍）

①黏膜；②黏膜下层；③肌层；④外膜；⑤食管腺导管

（1）黏膜

1）上皮：为复层扁平上皮。

2）固有层：较薄，为细密结缔组织，染成浅红色，呈乳头状与上皮嵌合。有的切片还可观察到食管腺导管的各种断面。

3）黏膜肌：由一层纵行的平滑肌束构成，在切片上可见散在的平滑肌细胞横断面。

（2）黏膜下层：为疏松结缔组织（有些切片中结缔组织较致密），可见染成蓝色的黏液性食管腺和较多的小血管。

（3）肌层：分内环形和外纵行两层。取材部位的不同，肌组织不同。食管上 1/3 段为骨骼肌，下 1/3 段为平滑肌，中 1/3 段为骨骼肌和平滑肌混合排列。根据你所看的切片中肌组织的类型可判断该片取材为食管的哪一段。

（4）外膜：为纤维膜，由疏松结缔组织组成。

## 3. 胃（stomach）

【实验材料】　猫胃底　HE 染色

【肉眼观察】 标本为一长条形结构。凹凸不平呈紫蓝色的一侧为黏膜,较平整并染成深粉红色的为肌层,两者之间的浅粉红色层为黏膜下层。黏膜侧可见突起,为皱襞。

【低倍观察】 先找到黏膜,然后依次向外观察(图1-14-5)。

(1) 黏膜:很厚,表面起伏不平。

1) 上皮:为单层柱状,由表面黏液细胞组成;胞核椭圆形,位于细胞基部;顶部胞质内含黏原颗粒,故着色较浅以至透明。上皮在多处向固有层凹陷,形成胃小凹,有时可见胃小凹与胃底腺腺腔相通。

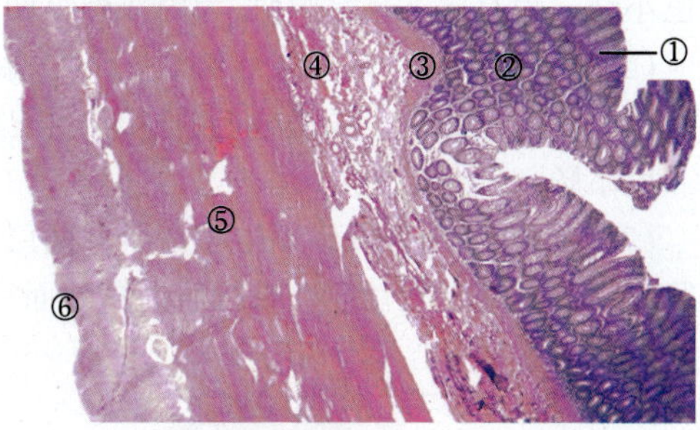

2) 固有层:充满了胃底腺,结缔组织甚少。由于切面关系,腺体常被切成各种断面。

3) 黏膜肌:一般为内环外纵两层平滑肌。猫胃的内环肌与固有层之间还有一层浅红色的带状区,为腺体下层。

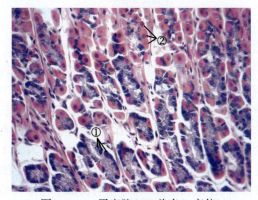

图1-14-5 胃底(HE染色 低倍)
①上皮;②固有层;③黏膜肌;④黏膜下层;⑤肌层;⑥外膜

(2) 黏膜下层:为疏松结缔组织,其内常见较粗的小血管,有时可见到黏膜下神经丛。它由多极神经元和无髓神经纤维组成。能见到多个神经细胞,核大而圆,染色浅,呈空泡状,核仁明显。

(3) 肌层:较厚,由内斜中环外纵三层平滑肌组成,但界限不易分清,在环行和纵行平滑肌间可见肌间神经丛。

(4) 外膜:为浆膜,由间皮和薄层结缔组织构成。切片中外膜不甚完整,有的地方间皮已经脱落,但可见一些较大的血管和脂肪细胞。

【高倍观察】 先找到黏膜,进一步观察上皮形态,然后重点观察胃底腺。胃底腺为管状腺,管腔小,切片中可见到其不同的切面。由于腺体排列密集加上腺细胞排列又不整齐,故腺体的轮廓和分界不甚清楚。但仔细观察时,可见腺体之间有少量结缔组织分隔。选择一较完整的胃底腺的纵切面,观察各种腺细胞(图1-14-6)。

图1-14-6 胃底腺(HE染色 高倍)
①主细胞;②壁细胞

(1) 主细胞:数目较多,分布在腺体的下半部。细胞呈柱状,核圆形,位于基部,基部胞质强嗜碱性。该细胞分泌何物?

(2) 壁细胞:数目较多,分布在腺体上半部,胞体较大,常呈多边形或锥形,胞质强嗜酸性,染成红色。核圆形,位于细胞中央,核仁明显。想一想该细胞合成什么物质?在什么部位合成?

(3) 颈黏液细胞:数目较少,分布在腺体顶部,夹在壁细胞之间。细胞呈柱状,核新月形,染色深,位于细胞的基底部,胞质清亮(黏原颗粒被溶解之故)。此片中,该细胞不甚清楚,在食管和胃交界的切片中观察较好。

## 4. 小肠(small intestine)

【实验材料】 猫小肠 HE染色

【肉眼观察】 标本为小肠的横切面,腔面染成紫蓝色的为黏膜,突向肠腔的许多细小突起为小肠绒毛,外面染成红色的为肌层。两层之间的淡染区为黏膜下层。

【低倍观察】 先分出四层,由黏膜向浆膜逐层观察(此切片外膜已脱落)(图1-14-7)。

（1）黏膜：可见黏膜表面有叶状突起，突向肠腔，是小肠绒毛。绒毛由上皮和固有层构成。小肠绒毛形状不一：十二指肠的绒毛呈叶状，空肠的绒毛呈指状，回肠的绒毛呈锥状。固有层中可见肠腺的不同断面。此层还可见淋巴组织，十二指肠和空肠多为孤立淋巴小结，回肠多为集合淋巴小结。固有层下是黏膜肌，为内环外纵两层平滑肌。

（2）黏膜下层：为疏松结缔组织。十二指肠内充满十二指肠腺，有较大的血管。有的切片中可见到黏膜下神经丛。根据绒毛的形态、淋巴组织及黏膜下层是否有腺体可确定你所观察的为哪一段小肠。

（3）肌层：为内环外纵两层平滑肌。两层肌之间有肌间神经丛(图 1-14-8)。环行肌纤维在小肠横断面上是什么切面？纵行肌的横断面呈大小不等的红色点状结构。

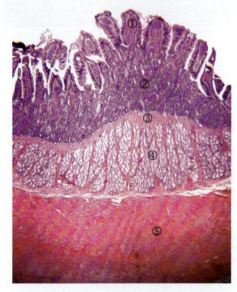

图 1-14-7　十二指肠(HE 染色　低倍)
①绒毛;②肠腺;③黏膜肌;④十二指肠腺;⑤肌层

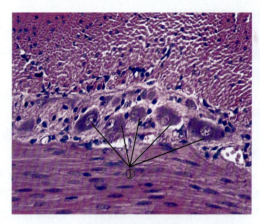

图 1-14-8　肌间神经丛(HE 染色　高倍)
①神经元胞体

（4）外膜：为浆膜，切片中大多已脱落。

【高倍观察】　重点观察黏膜层的结构。

（1）绒毛：呈指状（纵切面），突向肠腔，表面覆有单层柱状上皮，主要细胞为柱状的吸收细胞，夹有少量杯状细胞。上皮的游离面有染色较深的纹状缘（这与胃上皮有明显的区别）。绒毛的中轴为固有层，由细密结缔组织构成，内含丰富的毛细血管。有些绒毛中轴内还可见到毛细淋巴管（中央乳糜管）和与绒毛长轴平行排列的纵行平滑肌纤维(图 1-14-9)。

（2）小肠腺：为单管腺，由上皮向固有层凹陷而成，开口于绒毛根部之间。腺细胞主要有五种：吸收细胞、杯状细胞、内分泌细胞、帕内特细胞和干细胞。其中内分泌细胞、帕内特细胞需特殊染色才能显示，请看示教片。

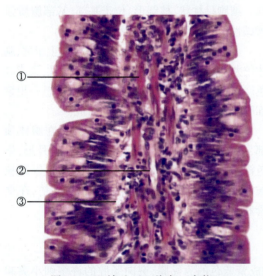

图 1-14-9　绒毛(HE 染色　高倍)
①平滑肌;②中央乳糜管;③毛细血管

**5. 结肠**（colon）

【实验材料】 猫结肠 HE 染色

【肉眼观察】 黏膜面比较规则。

【低倍观察】 分出管壁的四层后,重点观察黏膜层,与小肠相比有以下特点(图 1-14-10)。

（1）黏膜面平坦,无绒毛。

（2）肠腺发达,排列紧密。

（3）上皮与肠腺的杯状细胞特别多。

**6. 阑尾**（appendix）

【实验材料】 狗阑尾 HE 染色

【肉眼观察】 管腔小,可见许多紫蓝色团块围绕管腔,周围色浅处为黏膜下层,其外粉红色结构为肌层。

【低倍观察】 结构与结肠相似,分清阑尾壁的四层结构,有以下特点(图 1-14-11)：

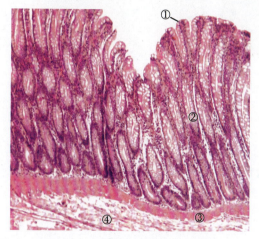

图 1-14-10 结肠（HE 染色 低倍）
①黏膜上皮；②结肠腺；③黏膜肌；④黏膜下层

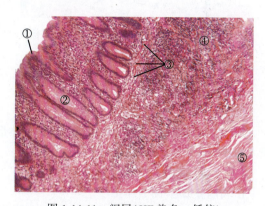

图 1-14-11 阑尾（HE 染色 低倍）
①上皮；②肠腺；③黏膜肌；④黏膜下层（淋巴组织）；⑤肌层

（1）腔小而不规则,黏膜表面无绒毛。

（2）肠腺短而少,杯状细胞较少。

（3）固有层淋巴组织发达,有的固有层全部被淋巴组织所占并侵入黏膜下层。

（4）黏膜肌不完整,为固有层内淋巴小结侵入到黏膜下层所致。

**（二）示教标本**

**1. 食管与胃交界**（the relay of esophagus and stomach）

【实验材料】 狗 HE 染色

观察黏膜上皮,能见到食管的复层扁平上皮突然转变为胃的单层柱状上皮。该处固有层的腺体中可见较多的壁细胞和颈黏液细胞(图 1-14-12)。

**2. 直肠和肛管交界**（the relay of archo and anus）

【实验材料】 狗 HE 染色

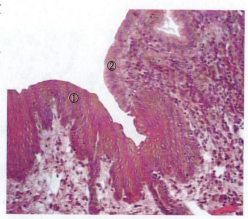

图 1-14-12 食管-胃交界（HE 染色 高倍）
①食管上皮；②胃上皮

观察黏膜上皮，能见到直肠的单层柱状上皮突然转变为肛管的复层扁平上皮（图1-14-13）。

**3. 肠嗜银细胞**（内分泌细胞）（enteric argyrophilic cell）

【实验材料】 大鼠空肠 硝酸银浸染法

【低倍观察】 嗜银细胞染色深，数量不多，分散在肠腺细胞或绒毛上皮细胞之间。

【高倍观察】 嗜银细胞形态各异，胞质内含有棕黑色颗粒，核着色浅（图1-14-14）。

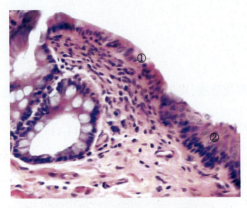
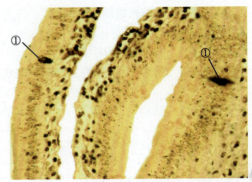

图1-14-13 直肠-肛管交界（HE染色 高倍） 　　图1-14-14 内分泌细胞（银染 低倍）
　　①直肠上皮；②肛管上皮 　　　　　　　　　　①内分泌细胞

**4. 帕内特细胞**（Paneth's cell）

【实验材料】 大鼠空肠 特殊染色

细胞三五成群，位于肠腺的底部。胞体锥体形，核圆形，位于细胞基部。胞质顶端含有很多粗大的嗜酸性颗粒，染成红色（图1-14-15）。

## （三）电镜照片观察

**1. 胃腺壁细胞**（图1-14-16）

照片显示，壁细胞呈圆锥形，游离面朝向腺腔（L），可见微绒毛（MV），细胞内分泌小管（C）和大量的线粒体（M）。

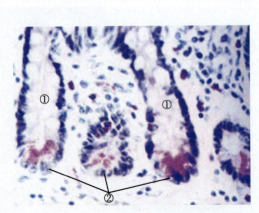
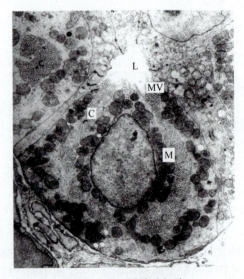

图1-14-15 帕内特细胞（特染 高倍） 　　图1-14-16 胃腺壁细胞
　　①小肠腺；②帕内特细胞

**2. 胃腺主细胞**(图 1-14-17)

照片显示,主细胞呈锥形,胞质内可见大量分泌颗粒(SG)、粗面内质网(RER)及线粒体(M)。

**3. 肠上皮吸收细胞和杯状细胞**(图 1-14-18)

照片显示,吸收细胞呈高柱状,胞质内含大量的高尔基复合体(G)、线粒体(M)、粗面内质网(RER)和滑面内质网(SER),细胞的游离面有密集而规则排列的微绒毛(MV),图右下为微绒毛及终末网(TW)的局部放大。图中左上为杯状细胞(Goblet cell),其顶部胞质内充满了黏原颗粒。

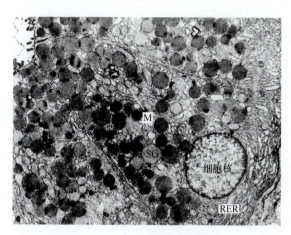

图 1-14-17　胃腺主细胞

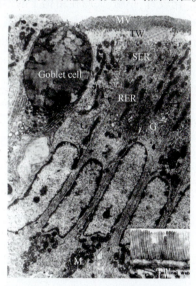

图 1-14-18　肠上皮吸收细胞和杯状细胞

**4. 胃肠的内分泌细胞**(图 1-14-19)

照片显示,内分泌细胞(①)胞质内含大量分泌颗粒,夹在其他腺细胞(②)之间,游离面到达腺腔(③)的为开放型,游离面被临近细胞覆盖而未达腺腔的为封闭型。

**5. 肠腺帕内特细胞**(图 1-14-20)

照片显示,帕内特细胞胞质内含大量的酶原颗粒及丰富的高尔基复合体(G)和粗面内质网(RER)。

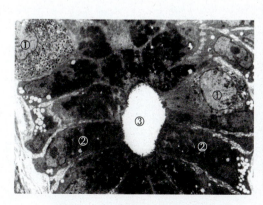

图 1-14-19　胃肠的内分泌细胞

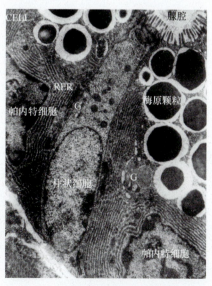

图 1-14-20　肠腺帕内特细胞

# 三、作　　业

**【课堂作业】**　比较消化管各段管壁的结构特点。

**【复习思考题】**

1. 消化管壁的共同结构特点是什么？
2. 比较胃、小肠、大肠在结构上的不同点？
3. 试述小肠绒毛结构与吸收的关系。
4. 壁细胞的结构特点及功能是什么？

（李美香）

# 第15章 消 化 腺

消化腺(digestive gland)分大消化腺和小消化腺。大消化腺为实质性器官，以器官形式独立存在，如唾液腺、胰、肝。小的消化腺则广泛分布于消化管壁内，如食管腺、胃腺、肠腺等。消化腺的主要功能是分泌消化液，对食物进行化学性消化，但肝脏除了分泌消化液以外，还有许多其他的功能，胰腺还有内分泌功能。小消化腺我们已经在消化管一章学习过，本章要学习的是大消化腺。

## 一、实 验 目 的

（1）掌握胰腺的结构及功能。
（2）掌握肝的细微结构及其功能特点。
（3）熟悉浆液性腺泡、黏液性腺泡和混合性腺泡的结构特点。

## 二、实 验 内 容

### （一）自观标本

**1. 腮腺**(parotid gland)

【实验材料】 猫腮腺 HE染色

【肉眼观察】 标本的一侧包有很薄的红染的被膜，被膜下有许多粉染的小隔将腮腺实质分成许多小区，即腮腺小叶。

【低倍观察】 腮腺小叶内充满腺泡和导管。腺泡全部为浆液性腺泡；导管位于腺泡之间，分泌管粗、腔大、红染；闰管细、腔窄。在小叶之间可见结缔组织，称为小叶间隔，其中有大的导管，即小叶间导管（图1-15-1）。

【高倍观察】

（1）浆液性腺泡：腺细胞轮廓不甚清楚，核圆，偏居细胞基部，顶部胞质含嗜酸性的酶原颗粒，基部胞质嗜碱性。腺泡腔不明显，腺泡周边有肌上皮细胞，核染色深，呈半月形，细胞轮廓不清楚（不易找到）。

（2）导管：闰管在本切片中不易找到。纹状管（分泌管）较多，多为横断或斜断面，管壁上皮呈高柱状，胞质强嗜酸性，呈鲜红色，核靠近游离面。细胞基部可见纵纹；小叶间导管，行于小叶间结缔组织内，多为假复层柱状上皮（图1-15-2）。

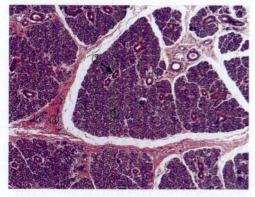

图1-15-1 腮腺(HE染色 低倍)
①腺泡；②导管；③小叶间隔

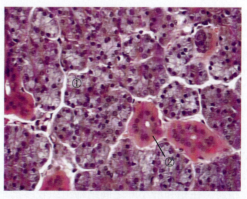

图1-15-2 腮腺(HE染色 高倍)
①浆液性腺泡；②分泌管

**2. 下颌下腺**

【实验材料】 猫下颌下腺 HE 染色

【肉眼观察】 标本的一侧有薄层红染的被膜,被膜下可见腺体被分隔成许多小叶。

【低倍观察】 小叶内充满腺泡和导管。腺泡可见浆液性腺泡、黏液性腺泡和混合性腺泡;导管位于腺泡之间,闰管少见,纹状管粗、腔较大。在小叶之间有结缔组织,其中可见小叶间导管(图 1-15-3)。

【高倍观察】 浆液性腺泡的腺细胞特征与腮腺类似;黏液性腺泡的腺细胞胞质着色浅,分泌颗粒不能显示(请思考为什么),细胞核呈扁圆形,居细胞底部(图 1-15-4)。

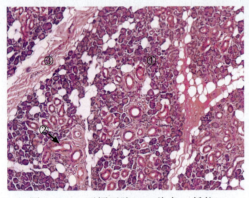 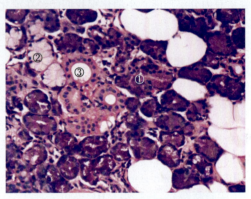

图 1-15-3 下颌下腺(HE 染色 低倍)　　　　图 1-15-4 下颌下腺(HE 染色 高倍)
①腺泡;②导管;③小叶间隔　　　　　　　①浆液性腺泡;②黏液性腺泡;③分泌管

**3. 胰腺(pancreas)**

【实验材料】 豚鼠胰腺 HE 染色

【低倍观察】 可见标本一侧有不太完整的结缔组织被膜,其内的腺实质被结缔组织分隔成许多小叶,小叶间结缔组织内可见血管和胰腺的小叶间导管。小叶内大部分是浆液性腺泡和导管的各种断面(外分泌部),腺泡之间散在分布一些染色较浅、大小不等的细胞团,即为胰岛(内分泌部)(图 1-15-5)。

【高倍观察】 主要观察胰腺的外分泌部和内分泌部。

(1)外分泌部:腺泡为圆形或椭圆形,腺细胞呈锥体形,分界不清,核圆形,靠近基底部。近腺泡腔处的胞质染成粉红色,近基底面的胞质则染成紫蓝色(请思考为什么)。有的腺腔内可见扁平或立方形的泡心细胞,因胞质较少,且染色浅,故往往只能看到核。泡心细胞是闰管的延伸部分,闰管由单层扁平或立方上皮构成,胰腺的闰管较长,故可见许多纵行断面。

(2)内分泌部(胰岛):散在分布于外分泌部之间,染色浅,大小不等。胰岛内细胞排列成团、成索,细胞间有丰富的毛细血管。但胰岛的各种细胞在本片中不易区别,须用特殊染色方能显示(图 1-15-6)。

**4. 肝脏(liver)**

【实验材料】 猪肝脏 HE 染色

【低倍观察】 可见标本的一侧有致密结缔组织构成的被膜,并伸入实质,将实质分为若干个多边形的肝小叶。小叶中央有较大的管腔,管壁不完整,即中央静脉。肝细胞以中央静脉为中心向周围呈放射状排列成索状称肝索,肝索之间的空隙为肝血窦。肝血窦与小叶中央的中央静脉相通。在相邻肝小叶之间结缔组织较多的地方,其内含有三种伴行的管道,即小叶间胆管、小叶间动脉和小叶间静脉,此为门管区。有的肝小叶之间的结缔组织中可见一条单独行走的较大静脉,为小叶下静脉(图 1-15-7)。

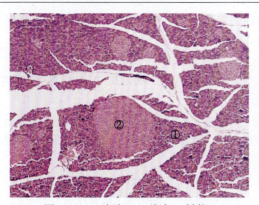

图1-15-5 胰腺(HE染色 低倍)
①外分泌部;②胰岛

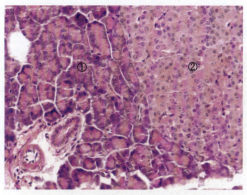

图1-15-6 胰腺(HE染色 高倍)
①浆液性腺泡;②胰岛

【高倍观察】

（1）肝小叶

1）中央静脉：位于肝小叶中央，管腔不规则，管壁薄而不完整，与肝血窦相通。

2）肝索：每条肝索由1~2行肝细胞构成。肝细胞呈多边形，胞质嗜酸性，染成浅红色。核1~2个，呈圆形，位于细胞中央，染色较浅。肝索彼此连接成网，网眼即为肝血窦。胆小管需特殊染色方能显示。

3）肝血窦：窦壁由扁平的内皮细胞构成。有的肝血窦内，可见一种体积较大、形状不规则、胞质嗜酸性的细胞，称肝巨噬细胞（图1-15-8）。

（2）门管区

1）小叶间胆管：由单层柱状或单层立方上皮构成，胞核着色深，呈紫蓝色，排列整齐。

2）小叶间动脉：为肝动脉的分支，腔小而圆，管壁较厚。

3）小叶间静脉：为门静脉的分支，腔大、壁薄、形状不规则（图1-15-9）。

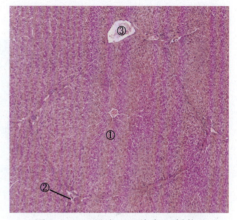

图1-15-7 肝脏(HE染色 低倍)
①肝小叶;②门管区;③小叶下静脉

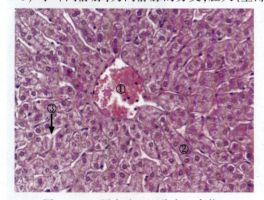

图1-15-8 肝小叶(HE染色 高倍)
①中央静脉;②肝索;③肝血窦

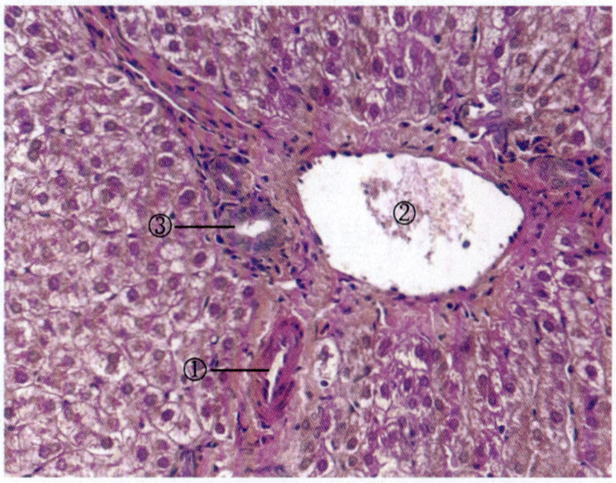

图1-15-9 门管区(HE染色 高倍)
①小叶间动脉;②小叶间静脉;③小叶间胆管

## （二）示教标本

**1. 胆小管**（bile canaliculi）

【实验材料】 猪肝脏 硝酸银染色

　　镜下可见肝细胞索呈浅黄色,肝索内染成黑色的线状或点状结构,即为胆小管的纵、横断面(请结合模型联想它在肝板内的立体形态)(图1-15-10)。

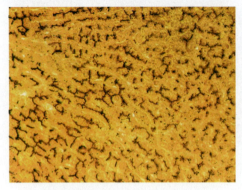

图1-15-10　胆小管(银染　高倍)

**2. 肝糖原**(hepatic sinusoid)

【实验材料】　小鼠肝脏　PAS染色(过碘酸雪夫反应)

　　镜下可见肝细胞的胞质内染成紫红色的糖原颗粒,其大小、形状不一,有的呈块状,有的呈颗粒状(图1-15-11)。

**3. 肝血管注射**(vascular injection of liver)

【实验材料】　猪肝脏(血管注射)

　　镜下可见多边形的肝小叶及相邻的小叶之间的门管区,中央静脉、肝血窦、小叶间动脉和小叶下静脉均呈棕黑色(图1-15-12)。

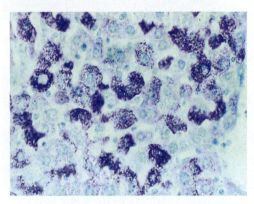

图1-15-11　肝糖原(PAS染色　高倍)

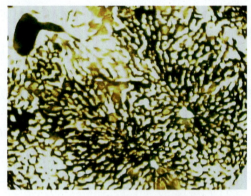

图1-15-12　肝血管(血管注射　高倍)

**4. 胰岛**(pancreas islet)

【实验材料】　豚鼠胰腺　Mallory染色

镜下可见:

　　A细胞(甲细胞):胞体较大,数量较少,胞质内含有粗大的嗜酸性颗粒。

　　B细胞(乙细胞):胞体较小,数量多,胞质染成橘黄色。

　　D细胞(丁细胞):数量少,胞质内有粗大的嗜碱性颗粒。

## (三) 肝小叶模型(图1-15-13)

　　肝小叶为多角棱柱形,中央静脉管壁(蓝色)不完整,肝板(肉红)之间为肝血窦,窦壁为扁平内皮(蓝色)。肝细胞间有胆小管(绿色)。门管区内可见小叶间动脉(红色)、小叶间静脉(蓝色)、小叶间胆管(绿色)及淋巴管(黄色)。

## (四) 电镜照片

**1. 肝细胞**(图1-15-14)

图中可见肝细胞胞质中含有丰富的细胞器和脂滴。

**2. 胆小管**(图1-15-15)

图中可见胆小管管腔①、连接复合体②及微绒毛③。

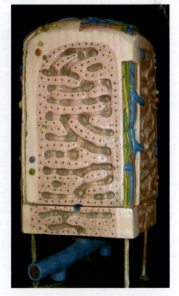

图1-15-13　肝小叶模型

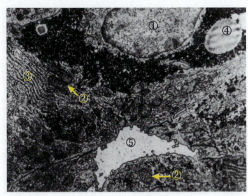

图 1-15-14　肝细胞

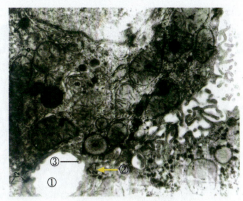

图 1-15-15　胆小管

①细胞核;②线粒体;③粗面内质网;
④脂滴;⑤胆小管

### 3. 肝血窦

图 1-15-16 为透射电镜照片,图 1-15-17 为扫描电镜照片。

### 4. 窦周间隙(图 1-15-18)

图中可见肝血窦窦壁内皮、内皮间隙、窦周隙和微绒毛。

### 5. 胰岛细胞

胰岛的 A 细胞(图 1-15-19)、B 细胞(图 1-15-20)和 D 细胞(图 1-15-21)胞质中含大量的分泌颗粒,但颗粒的形态有所不同。

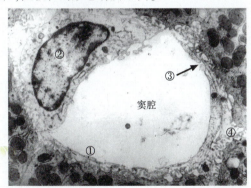

图 1-15-16　肝血窦

①窦壁内皮;②窦壁内皮细胞核;③内皮间隙;④窦周隙

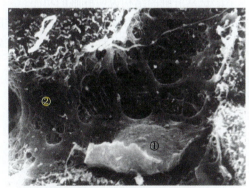

图 1-15-17　肝血窦(扫描电镜)

①窦壁内皮细胞核;②内皮窗孔

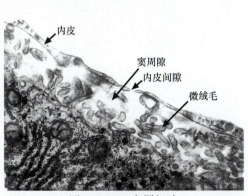

图 1-15-18　窦周间隙

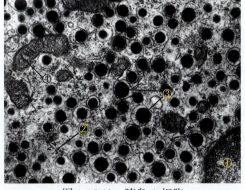

图 1-15-19　胰岛 A 细胞

①细胞核;②粗面内质网;③分泌颗粒;④线粒体

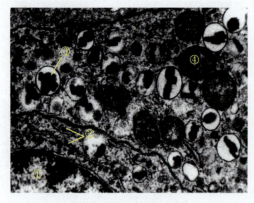

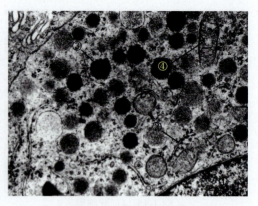

图 1-15-20　胰岛 B 细胞
①细胞核;②粗面内质网;③分泌颗粒;④线粒体

图 1-15-21　胰岛 D 细胞
①细胞核;②粗面内质网;③分泌颗粒;④线粒体

# 三、作　　业

【课堂作业】　绘部分肝小叶及门管区(高倍观察)。

要求:在绘制图中标注中央静脉、肝细胞、肝血窦、小叶间胆管、小叶间动脉、小叶间静脉。

【复习思考题】

1. 试从肝脏的结构说明肝脏的功能。

2. 肝的血液循环和胆汁排出途径是怎样的?

3. 胰腺的结构分哪几部分? 各有什么主要功能?

4. 在显微镜下如何区别胰腺和腮腺?

(莫中成)

# 第16章 呼吸系统

呼吸系统(respiratory system)包括鼻、咽、喉、气管、支气管和肺等器官,从气管到肺内的肺泡,是连续而反复分支的管道系统。呼吸系统可分为导气部和呼吸部。导气部从鼻腔开始直至肺内的终末细支气管,传导气体,无气体交换功能,但具有保持气道畅通和净化吸入空气的重要作用。呼吸部从肺内的呼吸性细支气管开始直至终端的肺泡,这部分管道都有肺泡,行使气体交换功能。此外,肺还参与机体多种物质的合成和代谢功能。

## 一、实 验 目 的

(1)掌握气管管壁的分层及各层的结构。
(2)掌握肺导气部的组成及其管壁结构的变化规律。
(3)掌握肺呼吸部各段的特点及其与功能的关系。

## 二、实 验 内 容

### (一)自观标本

#### 1. 气管(trachea)

【实验材料】 猫气管 HE 染色

【肉眼观察】 切片呈环状,中央是气管管腔,腔面为黏膜,管壁内染成紫蓝色"C"形的为透明软骨环,软骨环缺口处为气管后壁。

【低倍观察】 找到气管腔面,由内向外,分辨管壁三层结构(图 1-16-1)。

(1)黏膜:由假复层纤毛柱状上皮和固有层组成。固有层内结缔组织较细密,内有腺体导管和散在的淋巴细胞。

(2)黏膜下层:为疏松结缔组织,与固有层无明显界限。内含较大的血管和成团的混合性腺体。

(3)外膜:较厚,由"C"形的透明软骨环和结缔组织构成。在软骨组织周边染成深红色的为软骨膜。在软骨缺口处有平滑肌束及结缔组织。

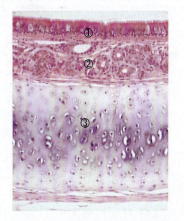

图 1-16-1 气管(HE 染色 低倍)
①黏膜;②黏膜下层;③透明软骨

【高倍观察】 重点观察假复层纤毛柱状上皮(图 1-16-2)。这种上皮基膜明显,由形状不同,高矮不一的细胞组成。细胞轮廓不清,可见胞核排列在不同水平面上。纤毛细胞游离面有纤毛,杯状细胞较多,核位于细胞底部,胞质内有大量黏原颗粒。

#### 2. 肺(lung)

【实验材料】 兔肺 HE 染色

【肉眼观察】 呈细网状,其中含有大小不等的小管腔,为肺内支气管及血管的断面。

【低倍观察】 切片中可见大量空泡状的肺泡,其间散布肺内支气管及血管的切面(图 1-16-3)。

(1)小支气管:管壁分三层(图 1-16-4)。黏膜上皮为假复层纤毛柱状上皮,杯状细胞较多。固有层薄,少量平滑肌环绕黏膜成一不完整的黏膜肌层。黏膜下层很薄,为疏松结缔组织,含有混合性腺。外膜由散在的软骨片和结缔组织构成。

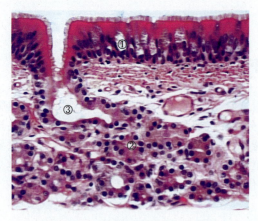

图 1-16-2 气管(HE 染色 高倍)
①黏膜上皮;②黏膜下层混合腺;③混合腺导管

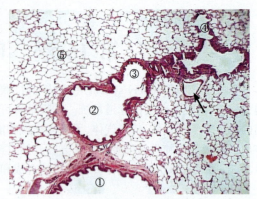

图 1-16-3 肺(HE 染色 低倍)
①小支气管;②细支气管管腔;③终末细支气
管;④呼吸性细支气管;⑤肺泡↑血管

(2) 细支气管:管腔较小,管壁薄。上皮为假复层纤毛柱状上皮或单层柱状纤毛上皮。杯状细胞少。腺体及软骨碎片很少。平滑肌纤维相对增多。注意:此段为移行过渡阶段,形态多样(图 1-16-5)。

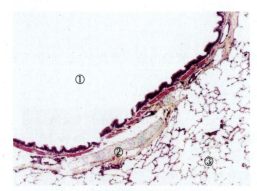

图 1-16-4 肺(HE 染色 低倍)
①小支气管管腔;②软骨;③肺泡

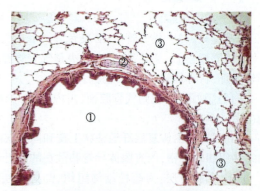

图 1-16-5 肺(HE 染色 高倍)
①细支气管管腔;②软骨片;③肺泡囊

(3) 终末细支气管:管腔小,管壁完整,上皮为单层纤毛柱状上皮,无杯状细胞。平滑肌多,呈完整环形,无腺体及软骨(图 1-16-6)。

(4) 呼吸性细支气管:管壁不完整,有肺泡开口。管壁上皮为单层柱状或立方状。上皮外有少量结缔组织和平滑肌(图 1-16-6)。

(5) 肺泡管:管壁上有大量肺泡开口,管壁极不完整。管壁呈结节状膨大突向管腔,管壁被覆单层立方上皮或单层扁平上皮,上皮深面的薄层结缔组织中可见染成红色的平滑肌断面(图 1-16-6)。

(6) 肺泡囊:是肺泡管的末端,由数个肺泡共同开口形成的囊腔(图 1-16-6)。

(7) 肺泡:在切片中可见许多大小不等、形状不规则的空泡状结构,其中单个小的空腔即肺泡的断面(图 1-16-6)。

【高倍观察】 在相邻肺泡上皮之间,可见少量结缔组织和大量毛细血管组成的肺泡隔,肺泡巨噬细胞散在于肺泡腔或肺泡隔内,体积较大,胞质嗜酸性。有的肺泡隔和肺泡腔内可见到吞噬了棕黑色尘埃颗粒的尘细胞,尘细胞胞体较大,椭圆形或不规则形,胞质含吞噬的棕黑色尘粒,在肺内其他部位结缔组织及肺泡腔中也可见该细胞。Ⅰ型肺泡细胞和Ⅱ型肺泡细胞在光镜下不易分辨(图1-16-7)。

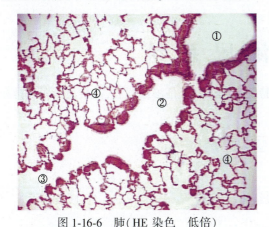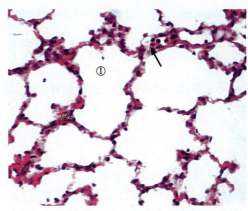

图1-16-6 肺(HE 染色 低倍)      图1-16-7 肺(HE 染色 高倍)

①终末细支气管;②呼吸性细支气管;③肺泡管;④肺泡囊    ①肺泡腔;②肺泡隔;↑毛细血管

## (二) 示教标本

### 假复层纤毛柱状上皮的纤毛摆动

【实验材料】 蛙鼻咽部黏膜

镜下可见黏膜表面的纤毛朝一个方向快速摆动,清除附在表面的异物。

## (三) 电镜照片观察

### 1. Ⅱ型肺泡细胞(图1-16-8)

图中可见Ⅱ型肺泡细胞游离面有少量微绒毛(↑),胞质内可见板层小体①。

### 2. 气血屏障(图1-16-9)

图中可见气血屏障由Ⅰ型肺泡上皮细胞(①)、毛细血管内皮细胞(②)和两者的基膜(↑)构成。

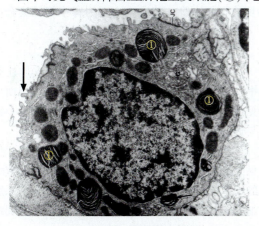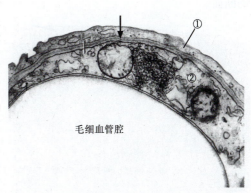

毛细血管腔

图1-16-8 Ⅱ型肺泡细胞      图1-16-9 气血屏障

## 三、作 业

【复习思考题】

1. 以结构和功能统一的观点,说明呼吸系统内有哪些结构与清除异物和呼吸功能相适应?

2. 试述肺导气部管壁结构的特点及演变规律,导气部的生理功能。

3. 气体交换在何处进行? 需经过哪些结构?

(张蒙夏 张晓红)

# 第 17 章　泌 尿 系 统

泌尿系统(urinary system)包括肾、输尿管、膀胱和尿道。肾是泌尿器官,其余为储尿和排尿器官。

## 一、实 验 目 的

(1)掌握肾的结构特点。
(2)以输尿管为代表,了解排尿管道的一般结构。

## 二、实 验 内 容

### (一)自观标本

#### 1. 肾脏(kidney)

【实验材料】　狗肾　HE 染色

【肉眼观察】　切片呈锥体形,较宽一侧深红色部分是皮质,内含散在分布的圆点状肾小体;深部染色较浅处为髓质(肾锥体),锥体旁染色较深的是肾柱。

【低倍观察】　皮质表面可见一层结缔组织被膜。有的切片被膜不完整甚至完全脱落。观察肾实质时,先区分皮质和髓质。位于浅层染色较红的为皮质,其深面染色较浅的为髓质。皮质和髓质交界处可见弓形血管的断面(这是皮质和髓质的分界标志)。在皮质内分出皮质迷路和髓放线(图 1-17-1),皮质迷路内有许多球形的肾小体,其周围为近曲小管与远曲小管的断面。髓放线位于皮质迷路之间,含平行排列的纵切或斜切的直行小管。髓质内主要为肾小管及集合小管的断面。

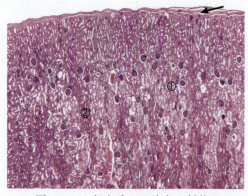

图 1-17-1　肾皮质(HE 染色　低倍)
①皮质迷路;②髓放线;↑被膜

【高倍观察】

(1)肾小体:呈圆形,散在分布于皮质迷路中,由血管球及肾小囊组成。有的肾小体切面可见微动脉出入,此处为血管极;有的可见肾小囊与近曲小管相通,此处为尿极。

1)血管球:是由毛细血管盘曲而成,切片中见大量毛细血管切面,但管壁不易分辨,可见成堆的细胞核(包括内皮细胞核、足细胞核和球内系膜细胞核)和毛细血管内的血细胞。血管球外周的环状空隙,即肾小囊囊腔(图 1-17-2)。

2)肾小囊:由肾小囊壁层和脏层围成。壁层为单层扁平上皮(图 1-17-2)。脏层由足细胞及足细胞发出的突起组成,足细胞胞核较大,着色浅,镜下不易与内皮细胞核区分。

(2)近曲小管:位于肾小体周围,管腔小而不规则,上皮细胞呈锥形,胞界不清。胞核圆形,位于细胞中央。胞质强嗜酸性,着深红色。上皮表面可见刷状缘(不清楚),基底纵纹明显,近曲小管的数量较多(图 1-17-2)。

(3)远曲小管:断面比近曲小管少,管腔较大而规则,管壁为单层立方上皮或矮柱状上皮。胞质染色较浅,无刷状缘,可见基底纵纹。断面上细胞核数目多于近曲小管(图1-17-2)。

(4)近直小管和远直小管:位于髓放线和髓质的近皮质处,近直小管与近曲小管形态结构相似,但细胞较矮,管壁较薄。远直小管由立方上皮组成,结构与远曲小管相似,但管腔较小。胞质染成紫红色,胞界较清楚(图1-17-3)。

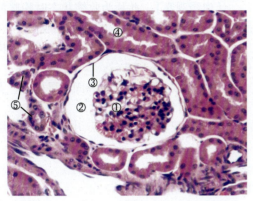 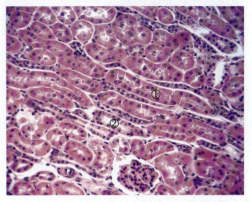

图1-17-2 肾皮质迷路(HE染色 高倍)　　　　图1-17-3 髓放线(HE染色 高倍)
①血管球;②肾小囊腔;③肾小囊壁层;④近曲小管;⑤远曲小管　　　　①近直小管;②远直小管

(5)细段:细段管腔很小,管壁很薄,由单层扁平上皮组成,胞核常突向管腔。注意与毛细血管相区别:腔内无血细胞,管壁无核部分比毛细血管厚,核向腔内突出不如毛细血管明显(图1-17-4)。

(6)集合管:从髓放线延伸到髓质深层,管腔大而圆,管壁上皮为单层立方或柱状,染色浅,胞质透明,细胞分界清楚(图1-17-4)。有的切片还可见到开口于肾小盏的乳头管。

### 2. 输尿管

【实验材料】 狗输尿管　HE染色

【肉眼观察】 管径小,管腔不规则。

【低倍观察】 管壁由三层结构构成(图1-17-5):

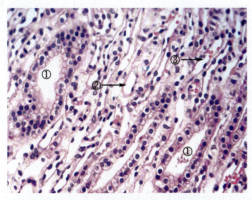 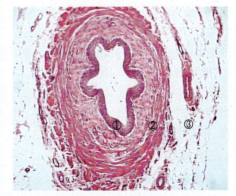

图1-17-4 肾髓质(HE染色 高倍)　　　　图1-17-5 输尿管(HE染色 低倍)
①集合管;②细段;③毛细血管　　　　①黏膜;②肌层;③外膜

(1)黏膜:由变移上皮和固有层构成,有许多纵行皱襞,因此,管腔不规则。

(2)肌层:为内纵外环两层平滑肌。

(3)外膜:为纤维膜,其内可见血管和脂肪细胞。

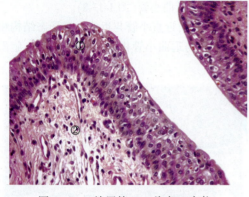

图 1-17-6 输尿管(HE 染色 高倍)
①变移上皮;②固有层

【高倍观察】 重点观察变移上皮,掌握其结构特点(图 1-17-6)。

### 3. 膀胱(bladder)

【实验材料】 狗膀胱 HE 染色

【肉眼观察】 此片为收缩状态时膀胱的一部分。紫蓝色的一面即为膀胱的黏膜面。

【低倍观察】 分出膀胱壁的三层,结构基本同输尿管(图 1-17-7)。

(1)黏膜:由变移上皮和固有层构成。上皮较厚,黏膜有皱襞。

(2)肌层:很厚,为内纵、中环、外纵三层平滑肌。

(3)外膜:为浆膜。结缔组织表面还可见一层间皮。

【高倍观察】 仔细观察变移上皮各层细胞的形态(图 1-17-8)。

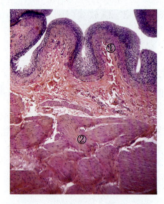

图 1-17-7 膀胱(HE 染色 低倍)
①黏膜皱襞;②肌层

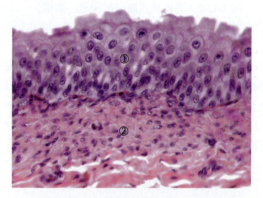

图 1-17-8 膀胱(HE 染色 高倍)
①变移上皮;②固有层

## (二)示教标本

球旁细胞和致密斑(juxtaglomerular cell and macula densa)

【实验材料】 狗肾 HE 染色

镜下所指为入球微动脉壁上的近血管球细胞。该处入球微动脉中膜的平滑肌细胞特化为立方形的上皮样细胞。胞核较大,卵圆形。在靠近肾小体的一个远端小管切面中,上皮细胞变得高而窄,核密集,即致密斑(图 1-17-9)。

## (三)模型观察

### 1. 肾小体毛细血管与足细胞

可见三个足细胞胞体(★),足细胞的次级突起相互穿插呈栅栏状包在毛细血管外面,毛细血管内皮细胞(深红)上有窗孔,足细胞次级突起与内皮之间有基膜(浅红)(图 1-17-10)。

### 2. 近端小管上皮细胞

上皮细胞游离面有微绒毛(深灰色),细胞顶部近微绒毛处有顶小管和顶小泡(橘红),细胞侧面有侧突,基底面有质膜内褶和纵行的线粒体(浅灰色)(图 1-17-11)。

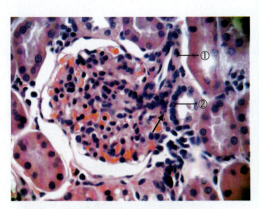

图1-17-9 肾皮质迷路(HE染色 高倍)
①球旁细胞;②致密斑↑球外系膜细胞

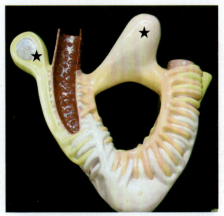

图1-17-10 肾小体毛细血管
与足细胞模型

## (四)电镜照片观察

**1. 肾皮质**(图1-17-12)

图中可见肾小体内的血管球(①)和肾小囊腔(②),以及许多肾小管的断面(③)。

**2. 滤过屏障**(图1-17-13)

图中可见滤过屏障由有孔毛细血管内皮(①)、基膜(②)及足细胞次级突起(③)之间的裂孔膜(④)三层构成。

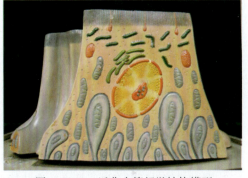

图1-17-11 近曲小管超微结构模型

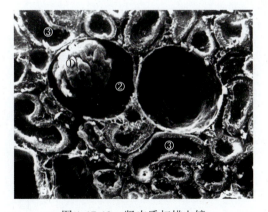

图1-17-12 肾皮质扫描电镜

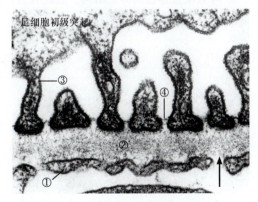

足细胞初级突起

图1-17-13 肾小体滤过屏障
↑毛细血管内皮窗孔

**3. 近曲小管**(图1-17-14)

图中可见近曲小管上皮细胞的游离面有大量微绒毛(①),顶部胞质内有丰富的顶浆小泡(②),基底部胞质内有大量线粒体(③)。

**4. 远曲小管**(图1-17-15)

图中可见远曲小管上皮细胞游离面微绒毛少而短(①),基底部有丰富的线粒体(②)和质膜内褶(③)。

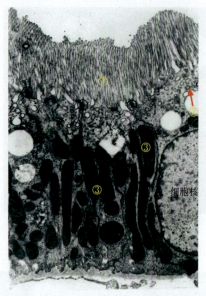

图 1-17-14　近曲小管

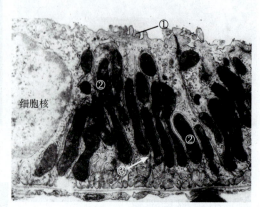

图 1-17-15　远曲小管

## 三、作　　业

**【复习思考题】**

1. 何谓肾单位？它包括哪几部分？各部分结构如何？有何主要功能？

2. 肾的血液循环具有哪些特点？这些特点与肾的泌尿功能有何关系？

3. 球旁复合体包括哪些结构？它们各有何功能？

（张蒙夏　张晓红）

# 第18章 男性生殖系统

男性生殖系统(male reproductive system)包括睾丸、生殖管道、附属腺和外生殖器等器官。睾丸是男性的生殖腺,其功能是产生精子和分泌雄性激素。睾丸为实质性器官,由生精小管和睾丸间质组成。生精小管为上皮性管道,管壁由特殊的复层上皮(生精上皮)构成,生精上皮由生精细胞和支持细胞组成。睾丸间质内有间质细胞。间质细胞具有合成分泌类固醇激素细胞的结构特点,能分泌雄激素。生殖管道包括附睾、输精管及尿道,具有促进精子成熟、营养、储存和运输精子的作用。附属腺包括精囊、前列腺和尿道球腺,附属腺和生殖管道的分泌物参与精液的组成,能维持和增强精子的活动力。

## 一、实 验 目 的

(1)掌握睾丸的组织结构,并通过观察生精小管的结构理解精子发生过程。
(2)熟悉附睾和输精管的组织结构。
(3)了解前列腺的组织结构。

## 二、实 验 内 容

### (一)自观标本

#### 1.睾丸(testis)

【实验材料】 豚鼠睾丸和附睾 HE 染色
【肉眼观察】 标本中呈椭圆形染色稍浅的为睾丸,在其侧面或两端染色稍深的为附睾。
【低倍观察】 在睾丸的边缘,可见致密结缔组织的被膜,被膜结缔组织深入睾丸实质内。在实质内可见大量管状结构即为生精小管的断面,生精小管之间有结缔组织及睾丸间质细胞(图 1-18-1)。在睾丸后缘的结缔组织内可见直精小管和睾丸网(部分切片看不到,请看示教)。移动切片,在附睾内可见许多附睾管的横断面。

【高倍观察】 仔细观察下列结构:
(1)生精小管:管壁由生精上皮构成,基膜外侧有梭形的肌样细胞。从基底面向管腔面逐一观察,可见下列各种细胞(图 1-18-2):

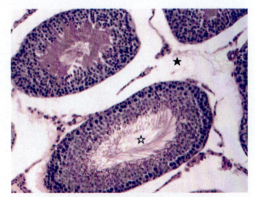

图 1-18-1 睾丸(HE 染色 低倍)
☆生精小管;★睾丸间质

1)精原细胞:紧贴基膜,细胞体积小,界限不清,核圆形,染色最深。

2)初级精母细胞:在精原细胞近腔面一侧,细胞体积大,核大而圆,大部分处于分裂状态,故染色体清晰可见。

3)次级精母细胞:靠近腔面。细胞体积较初级精母细胞小,核小而圆。因存在时间短,在切片中不易见到。

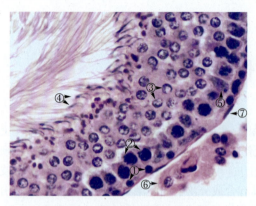

图 1-18-2　睾丸(HE 染色　高倍)
①精原细胞;②初级精母细胞;③精子细胞;④精子;
⑤支持细胞;⑥睾丸间质细胞;⑦肌样细胞

4)精子细胞:位于管壁内层,细胞数量多,体积更小,核圆形,染色较深。

5)精子:位于近管腔面。精子的头朝向管壁,尾部伸向管腔,内部结构难以看清。

6)支持细胞:位于生精细胞之间,细胞轮廓不清,核呈卵圆形,较大,着色浅,核仁明显。

(2)睾丸间质:即生精小管间的结缔组织。其中血管丰富,并含有间质细胞,该细胞常成群存在,体积大,圆形或多边形。核大而圆,胞质丰富,嗜酸性(图 1-18-2)。

**2. 附睾**(epididymis)

【实验材料】　豚鼠睾丸和附睾　HE 染色

【肉眼观察】　睾丸一侧或两端染色稍深的为附睾。

【低倍观察】　标本可见两种不同的管道断面。管径较大,腔面平整,管壁较厚的是附睾管;管径较小、腔面起伏不平的为输出小管。有的切片未切到附睾头部,故见不到输出小管。

【高倍观察】　输出小管由高柱状纤毛细胞和低柱状细胞相间排列而成,故腔面高低不平,基膜外有少量环行平滑肌(有些切片上看不到,请看示教)。附睾管腔面规则,腔内常有许多精子。腔面为假复层纤毛柱状上皮,主细胞游离面有粗而长的静纤毛,基细胞矮小,位于上皮深面,呈锥形。附睾管管壁上皮基膜外侧有较多的平滑肌(图 1-18-3)。

**3. 输精管**(ductus deferens)

【实验材料】　狗输精管　HE 染色

【肉眼观察】　标本为输精管横切面,管壁很厚,管腔窄小。

【低倍观察】　管壁分为黏膜、肌层和外膜三层(图 1-18-4)。

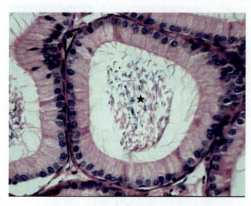

图 1-18-3　附睾(HE 染色　高倍)
★附睾管管腔

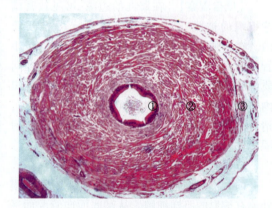

图 1-18-4　输精管(HE 染色　低倍)
①黏膜;②肌层;③外膜

【高倍观察】　黏膜上皮为假复层柱状上皮,固有层为结缔组织(图 1-18-5)。肌层厚,由平滑肌组成,大致分为内纵(较薄)、中环、外纵三层(有的切片三层分界不清楚)。外膜由疏松结缔组织组成,富有血管和神经。

### （二）示教标本

#### 1. 前列腺（prostate）

【实验材料】　狗前列腺　HE 染色

镜下见被膜为结缔组织，结缔组织深入腺泡之间构成支架，支架成分除结缔组织外，尚有较多的平滑肌纤维。在支架之间有许多具有皱襞的管腔，即腺泡。腺泡上皮形态不一，为单层柱状上皮或假复层柱状上皮。腺腔内的分泌物染成粉红色。有些腺腔内含有同心圆板层状结构，即前列腺凝固体（图 1-18-6）。

#### 2. 直精小管和睾丸网（tubulus rectus and rete testis）

【实验材料】　狗睾丸　HE 染色

镜下为睾丸纵隔部，可见直精小管与睾丸网切面（图 1-18-7）。在纵隔附近的结缔组织中，管径小，由单层柱状或立方上皮围成的为直精小管。睾丸网位于纵隔内，为一些相互连接成网的小管，管腔不规则，管壁为单层立方或单层扁平上皮（图 1-18-7，1-18-8）。

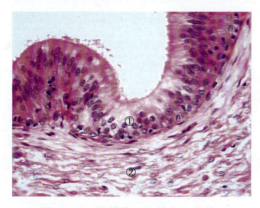

图 1-18-5　输精管（HE 染色　高倍）
①上皮；②固有层

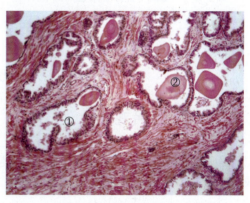

图 1-18-6　前列腺（HE 染色　低倍）
①腺泡腔；②凝固体

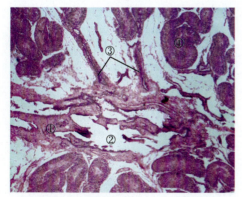

图 1-18-7　睾丸网（HE 染色　低倍）
①睾丸纵隔；②睾丸网；③直精小管；④生精小管

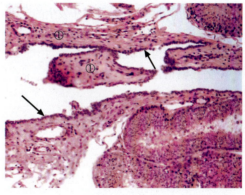

图 1-18-8　睾丸网（HE 染色　高倍）
①睾丸纵隔；↑睾丸网管壁

#### 3. 输出小管（efferent duct）

【实验材料】　狗附睾　HE 染色

镜下为附睾头部，可见输出小管切面，其管壁凹凸不平、呈波浪状（图 1-18-9）。

#### 4. 大鼠精液涂片

【实验材料】　将大鼠精液涂成薄片　铁苏木素染色

镜下可见精子头部呈镰刀形,核染为深蓝色,尖细的部分为顶体所在,染色稍浅;尾部细长,占精子全长的大部分(图1-18-10)。

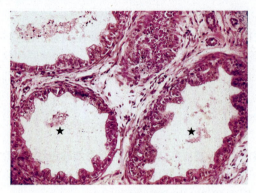

图1-18-9  输出小管(HE染色  低倍)
★输出小管管腔

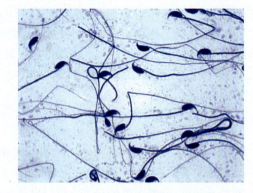

图1-18-10  大鼠精子涂片(铁苏木素染色  油镜)

### 5. 活精子涂片

【实验材料】  大鼠附睾内活精子,用生理盐水稀释涂片。

镜下可见活精子游动如蝌蚪,随时间延长,活动力逐渐减弱,最后死亡。

## (三) 电镜照片观察

### 精子

精子呈蝌蚪形,可见深染的精子头部(细胞核)、尾部分为颈段(中心体)、中段(螺旋排列的线粒体)、主段、末段(轴丝)。

# 三、作  业

【复习思考题】
1. 简述生精小管的结构及精子发生的过程。
2. 简述睾丸间质细胞的结构和功能。
3. 附睾的结构和功能如何?
4. 简述输精管的一般组织结构。

(谢远杰)

# 第19章　女性生殖系统

女性生殖系统(female reproductive system)由卵巢、输卵管、子宫、阴道和外生殖器组成。卵巢产生卵细胞,分泌女性激素;输卵管输送生殖细胞,是授精部位;子宫是孕育胎儿的器官。乳腺产生乳汁,哺育婴儿,其结构和功能受卵巢与垂体激素的调节,与女性生殖系统有密切关系,故在此一并学习。

## 一、实 验 目 的

(1)掌握卵巢的组织结构和功能、卵泡的发育过程及各级卵泡的形态结构、黄体的形态结构。

(2)掌握子宫壁的组织结构和子宫内膜周期性变化的特点。

(3)了解输卵管的结构。

(4)了解活动期和静止期乳腺的结构特点。

## 二、实 验 内 容

### (一) 自观标本

#### 1. 卵巢(ovary)

【实验材料】　兔卵巢　HE 染色

【肉眼观察】　周围部分较厚,为皮质,其中可见大小不等的卵泡;中央较疏松的窄小部分为髓质。

【低倍观察】　卵巢最外面的表面上皮为单层扁平或单层立方,其下是白膜,不明显,为薄层致密结缔组织。卵巢实质分中间的髓质与周围的皮质(图 1-19-1)。髓质的疏松结缔组织内有丰富的血管、淋巴管。皮质浅层有原始卵泡,由大而圆的初级卵母细胞及包围它的单层扁平的卵泡细胞组成。稍向内有多个体积较大的生长卵泡,因其生长程度不同而形态各异,但在初级卵母细胞外都有嗜酸性的透明带(图 1-19-2)。

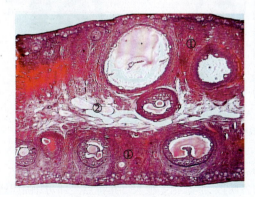

图 1-19-1　卵巢(HE 染色　低倍)
①皮质;②髓质

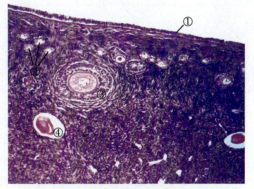

图 1-19-2　卵巢皮质(HE 染色　低倍)
①表面上皮;②原始卵泡;③初级卵泡;④闭锁卵泡

【高倍观察】　重点观察各级卵泡。

(1)原始卵泡:位于皮质浅层,数量多、体积小。中央为一大而圆的初级卵母细胞,核大而圆,染色浅,核仁明显。周围有一层扁平的卵泡细胞包围(图 1-19-3)。

(2)初级卵泡:较原始卵泡大,逐渐移至皮质深层,其外围有嗜酸性的透明带。周围的卵泡细胞由扁平变为立方,一层或多层(图 1-19-4)。

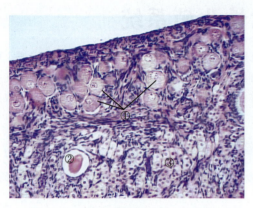

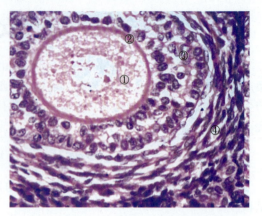

图 1-19-3　卵巢皮质(HE 染色　高倍)
①原始卵泡;②闭锁卵泡;③间质腺

图 1-19-4　初级卵泡(HE 染色　高倍)
①初级卵母细胞;②透明带;③卵泡细胞;④卵泡膜

(3)次级卵泡(图 1-19-5):卵泡内出现了卵泡腔,腔内可见被染成粉红色的卵泡液。卵泡的一侧有卵丘(多数卵泡未切到卵丘),在切到卵母细胞的卵泡中,可见透明带周围的一层卵泡细胞变为高柱状,呈放射状排列,称放射冠。较大的次级卵泡卵泡腔的周围有多层卵泡细胞形成的颗粒层,颗粒层外围的结缔组织增生,形成卵泡膜,可分为内外两层,内层有较多多边形的膜细胞,外层为结缔组织,纤维较多。试想内层膜细胞及颗粒层有何功能?

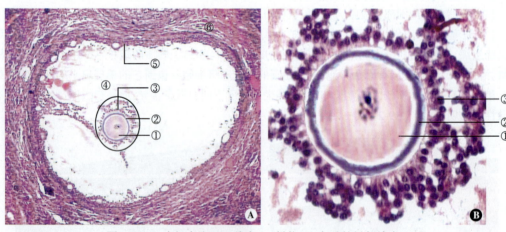

图 1-19-5　次级卵泡(HE 染色 A:低倍,B:卵丘的局部放大)
○卵丘;①初级卵母细胞;②透明带;③放射冠;④卵泡腔;⑤颗粒层;⑥卵泡膜

(4)成熟卵泡:存在时间短,切片上不易见到。

(5)闭锁卵泡:卵泡闭锁可发生在卵泡发育的各阶段,形态相差很大。其特点是卵母细胞退化皱缩,卵泡细胞萎缩和分散;透明带皱缩或塌陷成一团嗜酸性无结构的物质(图 1-19-2,1-19-3)。

(6)间质腺:散在于卵泡之间的结缔组织中,腺细胞排列成团索状,体积较大,呈多边形,胞质染色浅,含空泡状脂滴(图 1-19-3)。

**2. 子宫**(增生期)[metra-(proliferative phase)]

【实验材料】　人子宫　HE 染色

【肉眼观察】　表面染成紫蓝色的一层是内膜,染成粉红色、很厚的部分是肌层。

【低倍观察】　子宫壁由内向外分内膜、肌层和外膜三层(图1-19-6)。

【高倍观察】

(1)内膜:不太厚。上皮为矮柱状,上皮向固有层内凹陷形成子宫腺。固有层较薄,为细密结缔组织,子宫腺较少,腺腔小、无分泌物。近基层可见成串的螺旋血管的断面(有的切片未切到)。

(2)肌层:厚,可见大量平滑肌束的不同切面,肌束间有少量结缔组织,内有丰富的血管。

(3)外膜:为浆膜,薄,由少量结缔组织和间皮组成,大部分已脱落。

**3. 子宫**(分泌期)[metra-(secretory phase)]

【实验材料】　人子宫　HE染色

【肉眼观察】　染成浅蓝色的为子宫内膜,红色的为肌层和外膜。

【低倍观察】　子宫壁由内向外分内膜、肌层和外膜三层。

【高倍观察】　重点观察内膜(图1-19-7),并与增生期进行比较,从而加强对子宫内膜周期性变化的理解。

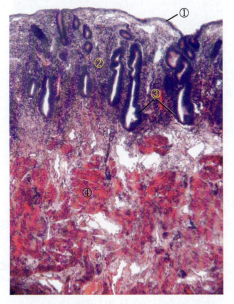

图1-19-6　增生期子宫(HE染色　低倍)
①上皮;②固有层;③子宫腺;④肌层

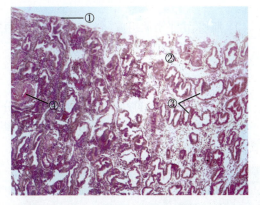

图1-19-7　分泌期子宫内膜(HE染色　低倍)
①上皮;②固有层;③子宫腺;④螺旋动脉

(1)内膜:分泌期子宫内膜高度增生。可用低倍镜找到较整齐的内膜表面,再转高倍镜观察上皮形态。上皮为单层柱状,由大量的分泌细胞和散在的纤毛细胞组成。固有层的结缔组织有水肿现象,可见结缔组织较松散,空隙较大。功能层和基底层不易区分。固有层内有许多子宫腺,腺上皮为单层柱状,腺腔大而不规则,腔内有分泌物。少数腺体的末端伸入肌层。固有层内血管丰富,有时可见螺旋动脉的断面。

(2)肌层:厚,结构与增生期相同。

(3)外膜:浆膜,极薄(切片上间皮已脱落)。

**4. 输卵管**(oviduct)

【实验材料】　兔输卵管横切　HE染色

【肉眼观察】　管腔内有很多皱襞,腔面染成紫蓝色的部分为黏膜,周围染成粉红色的为管壁的其他部分。

【低倍观察】 分清管壁的三层(图 1-19-8A):

(1)黏膜:皱襞极多,突向管腔。皱襞由固有层与上皮共同构成。上皮为单层柱状,由染色浅的柱状纤毛细胞和染色深的分泌细胞组成,固有层由结缔组织构成,其内含血管(图 1-19-8B)。

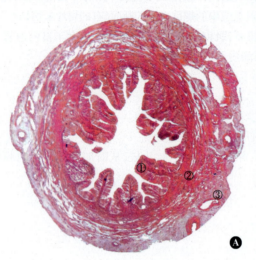
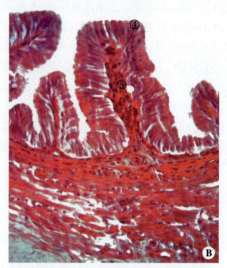

图 1-19-8 输卵管(HE 染色)
A. 低倍观:①黏膜;②肌层;③外膜;B. 高倍观:④上皮;⑤固有层

(2)肌层:由平滑肌组成,分为内环与外纵两层。两层之间无明显分界。

(3)浆膜:由少量结缔组织和间皮组成。

**5. 静止期乳腺**(mammary gland in resting phase)

【实验材料】 兔乳腺 HE 染色

【肉眼观察】 在粉红色的组织中可见散在分布的蓝紫色小团,即乳腺小叶。

【低倍观察】 主要成分为结缔组织和脂肪组织,乳腺小叶小而分散,腺泡少,腺腔小,无分泌物(图 1-19-9)。

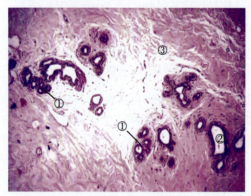

图 1-19-9 静止期乳腺(HE 染色 低倍)
①腺泡;②导管;③结缔组织

**6. 妊娠期乳腺**(mammary gland in gestational period)

【实验材料】 兔乳腺 HE 染色

【低倍观察】 注意与静止期乳腺比较。可见导管与腺泡增生,腺泡腔增大,上皮为单层柱状,结缔组织变少。

**7. 授乳期乳腺**(mammary gland in resting phase)

【实验材料】 兔乳腺 HE 染色

【肉眼观察】 切片内有许多大小不等的乳腺小叶,其间可见染成深红色的结构为小叶间导管。

【低倍观察】 小叶内以腺泡为主,其中有少量小导管,但因其上皮与腺泡相似,故在镜下不易区别。腺泡均处于分泌状态,腺腔内有大量染成红色的乳汁(图 1-19-10)。小叶间可见较大的小叶间导管(注意与血管相区别)。

【高倍观察】 重点观察腺泡,其特征是:

(1) 腺泡上皮的高矮因处于不同的分泌状态而不一致。

(2) 上皮表面不完整,这是因为乳腺的分泌方式为顶浆分泌。

(3) 腺泡腔内分泌物因所含脂肪被溶解,故可见许多空泡(图1-19-11)。

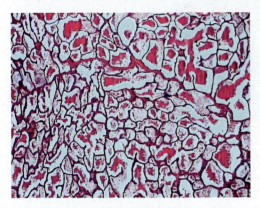

图1-9-10 授乳期乳腺(HE染色 低倍)

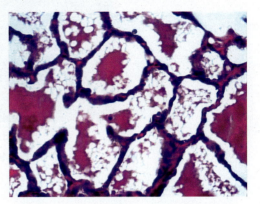

图1-19-11 授乳期乳腺(HE染色 高倍)
充满红色分泌物的为腺泡或导管

## (二)示教标本

### 1. 黄体(Luteum)

【实验材料】 兔卵巢 HE染色

切片中染色较浅的圆形结构,即黄体。黄体细胞较周围结缔组织细胞大,且相互连接成索、成团,其间有少量结缔组织,内含丰富的血管。粒黄体细胞数量多,呈多边形,胞质染色浅,核圆形。膜黄体细胞体积较小,染色较深,数量较少(图1-19-12)。

### 2. 白体(corpus albicans)

【实验材料】 兔卵巢 HE染色

箭头所指为白体,由结缔组织构成(图1-19-13)。

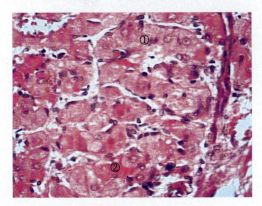

图1-19-12 黄体(HE染色 高倍)
①粒黄体细胞;②膜黄体细胞

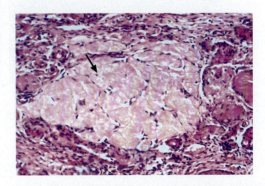

图1-19-13 白体(HE染色 低倍)

## (三)电镜照片观察

### 1. 卵泡(图1-19-14)

照片显示,卵母细胞核(①)大而圆,核仁(↑)明显,胞质(②)中细胞器丰富,卵泡细胞(③)体积较小。

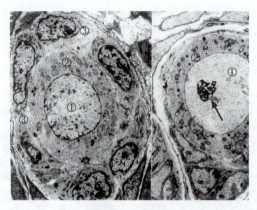

图 1-19-14 卵泡

左图:初级卵泡,右图:原始卵泡

### 2. 黄体细胞(图 1-19-15)

照片显示,膜黄体细胞和粒黄体细胞胞质内均有丰富的管状嵴线粒体(①)、脂滴(②)和滑面内质网(③)。

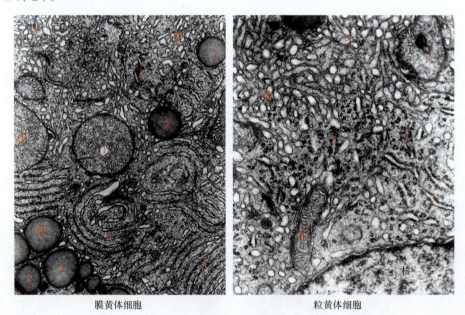

膜黄体细胞                                              粒黄体细胞

图 1-19-15 黄体细胞

### 3. 子宫内膜上皮细胞(图 1-19-16)

照片显示,增生期子宫内膜上皮细胞胞质内含有较多的线粒体(M)和溶酶体(DB),游离面有少量的微绒毛(MV);分泌期子宫内膜上皮细胞游离面微绒毛增多,胞质内除了含有较多的线粒体和溶酶体外,有大量糖原聚集(G)。

### 4. 输卵管上皮细胞(图 1-19-17)

照片显示,输卵管上皮由纤毛细胞(①)和分泌细胞(②)构成。纤毛细胞游离面有纤毛(③),分泌细胞染色深,游离面有微绒毛(↑),上皮基底面可见毛细血管(④)。

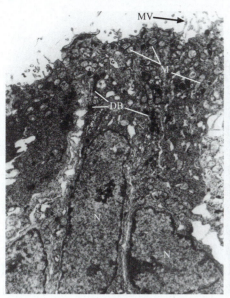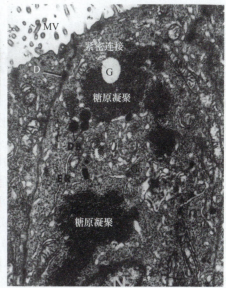

增生期　　　　　　　　　　　　分泌期

图 1-19-16　子宫内膜上皮细胞

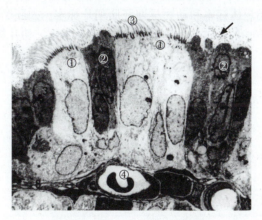

图 1-19-17　输卵管上皮细胞

# 三、作　　业

**【复习思考题】**

1. 试述卵巢的组织结构及卵泡在发育过程中的结构变化。

2. 卵巢有何功能？卵巢激素的分泌受什么因素的影响？卵巢激素对子宫内膜又有什么影响？

3. 试述子宫壁的组织结构及月经周期中子宫内膜的变化。

4. 静止期乳腺与活动期乳腺（妊娠期和哺乳期都称活动期）有何区别？

（李美香）

# 第 20 章　胚胎学绪论

胚胎学是研究从受精卵发育为新个体的过程及其机制的科学,研究内容包括生殖细胞发生、受精、胚胎发育、胚胎与母体关系、先天性畸形等。

胚胎在母体子宫中发育所经历的时间为 38 周(266 天),分为两个时期:①胚期(受精~第 8 周末):包括受精、卵裂、胚层形成和器官原基的建立。②胎期(第 9 周~出生):此期胎儿逐渐长大,各器官出现组织分化,功能日趋完善。胚期是学习和研究的重点。

由于胚胎在母体子宫内发育长大,尤其是早期人胚,体积极其细小,材料难以获取,也不便于观察,必须借助于模型加以放大。因此,胚胎学实验以模型观察为主、实物观察为辅。

实验中所观察的模型有两种情况,一种是做成一个整体,一种是由一些活动的板块拼合而成。为了将结构显示得更清楚,常使用不同颜色加以标记,即:外胚层及其演化的结构用不同深浅的蓝色标记,中胚层及其演化的结构用不同深浅的红色标记,内胚层及其演化的结构用不同深浅的黄色标记,滋养层用深浅不同的绿色标记。但在展示器官系统发生与演化的大模型中,颜色可有改变,如背、腹膜与前、中肾用绿色显示,表皮和神经管用肉色和白色标记。

实物标本包括人胚胎尸体标本和动物早期胚胎切片标本。人胚胎尸体标本用瓶装保湿方法保存。所用保存液为 10% 的福尔马林,容器常为玻璃标本缸。切片标本常取材于鸡胚、鼠胚和猪胚。

(屈丽华)

# 第 21 章　胚胎发生总论

本章主要叙述前 8 周人胚胎的发育及其与母体的关系。此期的胚胎演变急剧,并易受内外环境因素的影响,是整个胚胎发育的关键时期。主要内容包括:生殖细胞与受精、胚泡的形成和植入、胚层的形成和分化、胚胎外形的演变、胎膜和胎盘、双胎、多胎和联胎。

## 一、实　验　目　的

(1) 掌握卵裂、胚泡形成及植入过程。
(2) 掌握三胚层的形成、分化及分化过程中可能出现的畸形。
(3) 掌握胎膜和蜕膜的形成及演变。
(4) 掌握胎盘的结构和功能、胞衣的组成。
(5) 了解胚胎外形变化。
(6) 了解孪生和联体畸形的形成。

## 二、实　验　内　容

### (一) 人胚早期发育

**1. 受精、卵裂和胚泡形成**(胚胎发育第 1 周)

观察模型 1~5(图 1-21-1):

模型 1:此模型为受精卵,在受精卵的表面有三个小细胞叫做极体(第一极体已分裂为二,另一个是第二极体)。

模型 2:受精后 30 小时,受精卵已完成第一次卵裂形成两个卵裂球。其中一个较大(绿色),以后将分化为滋养层,一个较小(白色或浅红色),以后将形成内细胞群。

模型 3:卵裂期,已分裂为三个卵裂球。

模型 4:受精后 3 天后之桑葚胚。是由 12~14 个卵裂球组成的实心细胞团。

模型 5:受精后 5 天之胚泡,胚泡内有一空隙,叫做胚泡腔,包围胚泡腔的细胞叫滋养层(绿色)。另有一团细胞紧贴于其内面,叫内细胞群(白色或浅红色)。靠近内细胞群的滋养层叫极端滋养层。

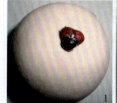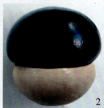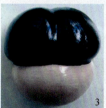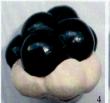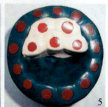

图 1-21-1　模型 1~5

**2. 二胚层胚盘及相关结构的形成**(胚胎发育第 2 周)

观察模型 6~12(图 1-21-2):

模型 6:两胚层时期的人胚,受精后约 7 天半。已开始向子宫内膜植入,长入子宫内膜中的部分滋养层已分化为两层,即细胞滋养层(暗绿色)及合体滋养层(绿色)。内细胞群的细胞增生,在靠胚泡腔的一面形成一层下胚层(黄色)。内细胞群其余的细胞排列不甚规则,叫上胚层(蓝色)(图1-21-2)。

模型7:两胚层时期人胚,受精后约8天。上胚层成为一层高柱状细胞(蓝色),上胚层与下胚层(黄色)相贴形成胚盘。细胞滋养层的内面出现一层扁平的成羊膜细胞(白色),成羊膜细胞与上胚层间的腔叫羊膜腔(图1-21-2)。

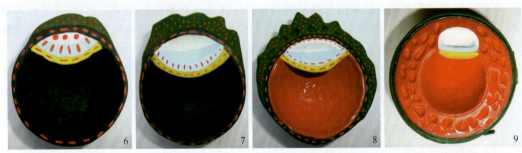

图1-21-2 模型6~9

模型8:两胚层时期人胚,受精后约第9天。植入接近完成,细胞滋养层(暗绿色)表面几乎全部被合体滋养层(绿色)覆盖,合体滋养层内部出现腔隙,内含母血。在细胞滋养层内面,有一层由滋养层分化来的扁平细胞(红色或橘黄色),它连于下胚层周缘,构成初级卵黄囊(图1-21-2)。

模型9:两胚层时期人胚,受精后约11天。已完全植入于子宫内膜中。滋养层(绿色)表面开始形成初级绒毛干。胚外中胚层(红色或暗红色)位于滋养层与初级卵黄囊、羊膜囊之间。在胚外中胚层中有小空隙(图1-21-2)。

模型10:两胚层时期人胚,受精后约12天。在绒毛膜表面有绒毛干,次级卵黄囊(黄色)已形成,初级卵黄囊开始退化(体积变小)。胚外中胚层(红色或暗红色)中的间隙增多,并且开始扩大相互融合(图1-21-3)。

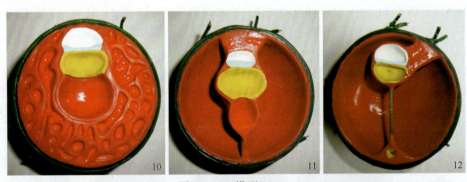

图1-21-3 模型10~12

模型11:两胚层时期人胚,受精后约13天。胚外中胚层(红色或暗红色)中的间隙已互相融合,形成胚外体腔,贴在细胞滋养层(绿色)内面的胚外中胚层与滋养层共同构成绒毛膜。绒毛膜表面有一些绒毛干。次级卵黄囊与初级卵黄囊正在分开。卵黄囊上皮(黄色)和贴在它表面的胚外中胚层(红色或暗红色)共同构成卵黄囊壁,成羊膜细胞(白色)和贴在它表面的胚外中胚层共同构成羊膜。胚胎呈圆盘状,由上方的上胚层(蓝色)及下方的下胚层(黄色)构成。羊膜囊与细胞滋养层之间相连的胚外中胚层(红色或暗红色)称体蒂,将羊膜囊和卵黄囊连于绒毛膜的内表面(图1-21-3)。

模型12:两胚层末期之人胚,受精后约13天。绒毛膜由合体滋养层(绿色)、细胞滋养层(暗绿色)和胚外中胚层(红色或暗红色)构成。绒毛膜表面长有次级绒毛干,每个绒毛干表面是合体滋养层和细胞滋养层,中轴是胚外中胚层。绒毛膜内面包有一大腔即胚外体腔,在胚外体腔内悬有羊膜囊及卵黄囊,二囊之间为胚盘。羊膜由表面的胚外中胚层(红色或暗红色)及内层的成羊膜细胞(白色)构成,卵黄囊壁由内面的内胚层(黄色)及外面的胚外中胚层(红色或暗红色)构成。胚盘的尾端借体蒂(红色或暗红色)连在绒毛膜内面。在卵黄囊下面暂时还有一细胞索(红色或暗红色),由胚外中胚层构成,其中还有初级卵黄囊残迹(橘黄色或暗红色)（图1-21-3）。

### 3. 植入(胚胎发育第2周)

胚泡逐渐埋入子宫内膜的过程称为植入。观察植入模型(图1-21-4)。

(1) 模型1（图1-21-4A）:辨认出胚泡的内细胞群(浅红)和滋养层(绿色)。内细胞群外侧滋养层(绿色)向子宫内膜(粉红色)植入,滋养层分裂增生形成合体滋养层(草绿),植入后的子宫内膜呈蜕膜化改变,改称为蜕膜。

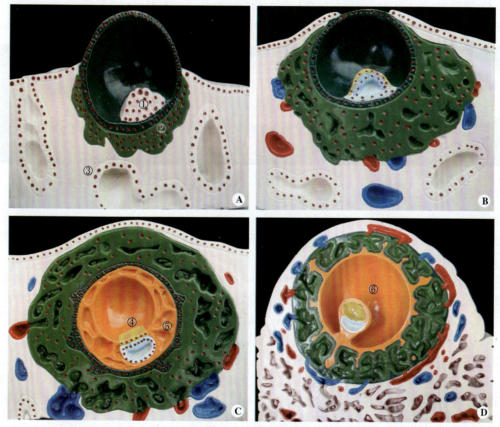

图1-21-4　植入模型

①内细胞群;②合体滋养层;③子宫内膜;④初级卵黄囊;⑤胚外中胚层;⑥胚外体腔

(2) 模型2(图1-21-4B):胚泡继续植入,合体滋养层进一步增生,其中出现许多腔隙。植入缺口处的子宫蜕膜逐渐愈合,封闭植入口,将形成包蜕膜。胚泡不断长大,内细胞群分化成两层,即上胚层(浅蓝)和下胚层(浅黄)。上胚层与细胞滋养层之间出现裂隙,即为羊膜腔。羊膜腔的底(浅蓝)为上胚层。

(3) 模型3（图1-21-4C）:植入已完成,子宫蜕膜表面缺口已修复。包蜕膜完全覆盖胚泡。滋养层形成完整的两层,即内层的细胞滋养层(深绿)与外层的合体滋养层(草绿),细胞滋养层(深绿)局部增生,形成细胞索,与合体滋养层共同突向胚泡表面构成初级绒毛干。初级卵黄囊(深黄)

与细胞滋养层(深绿)之间出现了胚外中胚层(橘红色)。合体滋养层(草绿)内腔隙与子宫内膜的血管相通(红色和蓝色)。

（4）模型4（图1-21-4D）：胚泡植入完成后，胚外中胚层(橘红色)内出现间隙，并逐渐融合形成大腔隙，即胚外体腔。胚外中胚层随之分成两部分，一部分覆盖于卵黄囊与羊膜的外表面，另一部分衬附于细胞滋养层的内表面，并伸入绒毛中轴，至此滋养层改称为绒毛膜，它由胚外中胚层(橘红色)、细胞滋养层(深绿)和合体滋养层(草绿)组成，初级绒毛干发育已为次级干绒毛。羊膜囊与细胞滋养层之间相连的胚外中胚层称体蒂。二周末胚胎，羊膜由羊膜上皮(鱼白)和胚外中胚层(橘红色)组成，卵黄囊由下胚层(浅黄)和胚外中胚层(橘红色)组成，胚盘由上胚层(浅蓝)和下胚层(浅黄)构成。

**4. 三胚层形成及胚层早期分化**(胚胎发育第3周~第4周初)

（1）观察模型13~15

1）模型13（图1-21-5）：三胚层初期人之胚，受精后约16天。模型显示羊膜囊(上半已切掉)、卵黄囊(暗红色或橘黄色)、胚盘、体蒂(暗红色或橘黄色)及一部分绒毛膜。卵黄囊表面的隆起是血岛。

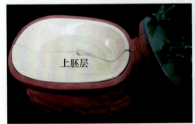 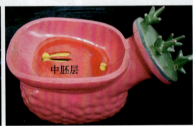 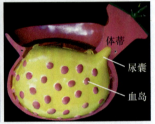

图1-21-5　模型13

羊膜由羊膜上皮(肉色)及胚外中胚层(暗红色或橘黄色)构成。胚盘呈扁平卵圆形，上胚层(肉色)尾端正中线上有纵行隆起，即原条。原条中央凹陷成原沟，原条前方之圆形增厚区即原结。原结上有原凹。

揭开上胚层，上胚层内面之红色条状物即下陷的原条组织，并可见原条处的上胚层细胞已向下迁移，在上胚层和下胚层(黄色)间向胚体左右两侧、头端、尾端扩展生长，形成胚内中胚层(红色)，它在胚盘边缘与胚外中胚层(暗红色或橘黄色)连接。在胚盘的头端和尾端各有一圆形区无中胚层，此处内胚层与外胚层紧密相贴构成口咽膜和泄殖腔膜。在原结处细胞下陷至上、下胚层间，向头端长出一纵行细胞索即脊索(红色)。

取下模型左半，可见体蒂连于胚盘与绒毛膜之间。胚体的尾部内胚层呈管状突入体蒂内形成尿囊。绒毛膜由胚外中胚层及滋养层(绿色)构成，绒毛膜上长有绒毛干，绒毛干表面是滋养层，中轴是胚外中胚层。卵黄囊表面的隆起是血岛(红色)。

2）模型14（图1-21-6）：体节前期人胚，受精后约19天。羊膜囊上部已切掉。胚盘尾端借体蒂与绒毛膜相连，胚盘背面隆起，开始突向羊膜腔。胚体尾侧正中线上可见有原条、原沟、原结及原凹。胚体前部正中线上可见神经板，神经板的前方凹陷处为口凹，其底为口咽膜。在口咽膜前方可见有一隆起为生心区。

取掉胚体的外胚层，可见胚内中胚层(红色)，其周缘与胚外中胚层(暗红色或橘黄色)相接。中胚层正中为脊索(红色)，脊索两侧肥厚部为轴旁中胚层，其外侧的狭窄部为间介中胚层，间介中胚层外侧及口咽膜的前方中胚层呈膜状叫作侧中胚层，此处细胞分为两层，上层紧贴外胚层叫体壁中胚层(因制作困难，此层制成游离的板层)，下层紧贴内胚层叫脏壁中胚层，其间为马蹄形的胚内体腔。胚内体腔侧方与胚外体腔相通(图1-21-6B)。

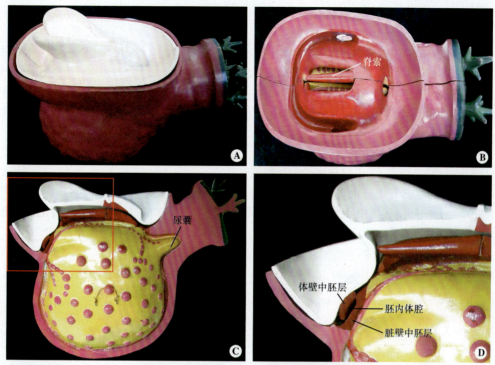

图 1-21-6　模型 14（D 图为 C 图框内放大）

　　将模型左半取下，可见头端的内胚层已开始卷入胚体内形成前肠，前肠的盲端与外胚层紧贴，形成口咽膜。在胚体尾端可见尿囊突入体蒂中（图 1-21-6C）。

　　3）模型 15（图 1-21-7）：4 周人胚，胚龄约为 22 天。羊膜大部分被切掉。胚体已成圆柱形，突入羊膜腔内。羊膜附着处转至胚体腹面，卵黄囊与体蒂靠拢。胚体背面中段的神经板已合拢成神经管，头尾两端仍为神经褶和神经沟。其两侧可见数对体节隆起。胚体头端在神经沟的前下方可见外胚层下陷，形成口凹。口凹的侧方可见第 1 鳃弓及第 2 鳃弓。口凹的腹侧可见巨大的心包隆起。

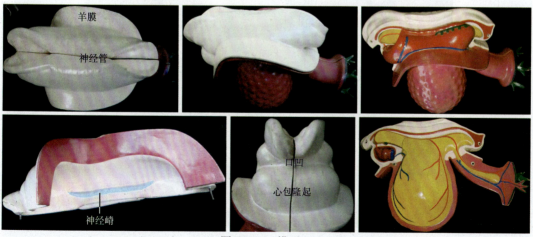

图 1-21-7　模型 15

　　取下模型左半的外胚层，其内面浅蓝色的条状物为神经嵴，模型左半上可见胚内中胚层分化为体节、间介中胚层、侧中胚层。模型右半可见脊索（红色）延伸到口咽膜处。内胚层已形成前肠、中肠及后肠。胚内体腔明显，其头端横行部位于心包隆起内形成心包腔，心包腔内心脏正在发育中。

（2）示教标本

1）鸡胚整装片的背面观

【实验材料】 孵育 33 小时鸡胚 中性红染色

【肉眼观察】 片中深染呈条索状的结构即鸡胚。

【低倍观察】 胚头端的神经管已分化形成三个膨大,分别称为前、中、菱脑泡。胚尾端第12对体节之后是神经褶和神经沟,神经褶尾端的中线处有较短的原条。在菱脑泡的一侧,可见膨大的心突(图 1-21-8)。

2）胚盘横切面(切经体节)

【实验材料】 孵育 33 小时鸡胚 中性红染色

此时三个胚层已开始分化,神经管已经闭合,神经管之下有脊索。神经管两旁的中胚层可区分出体节、间介中胚层和侧中胚层,侧中胚层又分为体壁中胚层和脏壁中胚层。二者之间为胚内体腔(图1-21-9)。

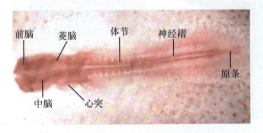

图 1-21-8  33 小时鸡胚整装片

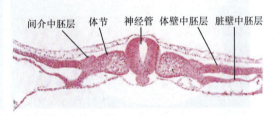

图 1-21-9  胚盘横切面

## （二）胚体形成与胚胎发育

### 1. 观察人胚外形演变塑料模型(图 1-21-10)

本模型显示 4~9 周胚胎外形主要变化,共分 9 个阶段。

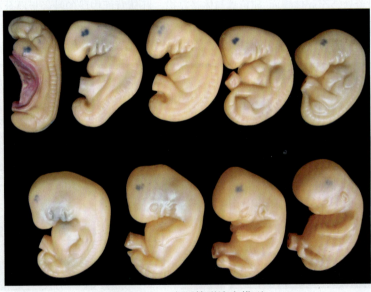

图 1-21-10  人胚外形演变模型

（1）25 天人胚:柱形胚体已建立,胚体的头和尾均向腹侧面卷折。胚背面可见体节约 16 对。神经管头、尾端仍借神经孔开口于羊膜囊。头端可见第 1 及第 2 对鳃弓,心脏区特别明显。胚腹侧可见卵黄囊及羊膜表面的胚外中胚层(红色)。此时内胚层(卵黄囊顶壁)已卷入胚体内形成原始消化管,但此模型未塑出原始消化管的形状。

(2) 28天人胚:体形如弓状,体节约29~30对,神经管已完全闭合,出现4对鳃弓。心凸、听窝、尾明显,脐带形成,其切面可见内有一条脐静脉,两条脐动脉。

(3) 30天人胚:出现了晶状体板。第1鳃弓分为上颌突、下颌突。可见第2,3对鳃弓、心凸、肝凸。

(4) 32天人胚:上、下肢芽已出现。此时期已有了眼原基,但模型上不清楚。

(5) 34天人胚:眼原基前移,第1鳃沟两侧出现了耳丘(结节状隆起),即外耳原基。上肢芽已开始分节,但模型上未显示出来。

(6) 37天人胚:上、下肢芽皆已分节。第1鳃沟凹入,将形成外耳道,第3鳃弓已渐退化(被第2鳃弓覆盖)。眼原基进一步发育。

(7) 40天人胚:眼原基及耳丘明显。上肢芽出现指线。

(8) 46天人胚:耳廓形成。眼、鼻及眼睑皆很清楚,下肢芽出现趾线,体节和尾已消失。心凸、肝凸已不明显。

(9) 60天胎儿:指、趾皆已长出,颈已形成,两眼更向前靠拢。

**2. 观察人胚标本**

(1) 5周人胚标本(图1-21-11):胚体屈向腹侧呈"C"形,胚头大,颈部可见5对鳃弓,眼原基在头部侧面,上、下肢芽出现。腹前有大隆起为心包隆起。背部可见体节。尾端可见尾。

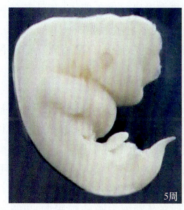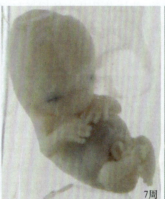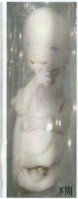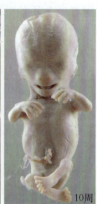

5周　　　　　　　　　7周　　　8周　　　10周

图1-21-11　人胚标本

(2) 第7~8周人胚标本(图1-21-11):胚头部特别大,胸腹部膨隆,头弯向胸部,可见头部已出现耳廓,但位置很低。眼睑尚未闭合,上肢的指比下肢的趾明显。脐带粗大(因尚有肠袢盘曲在脐腔内)。尚不能分辨外生殖器的性别。

(3) 第3月末人胎标本(图1-21-12):胎头仍很大,眼睑已闭合,颈明显,指甲已长出,肠袢已退回腹腔,故脐带相对缩小,性别可辨。

**(三) 胎膜与胎盘**

**1. 人胚胎膜演变模型**(图1-21-13)

模型1:可见胚泡之内细胞群分化形成上胚层(浅蓝)和下胚层(黄)。

模型2:上胚层(深蓝)和下胚层(黄)紧贴形成胚

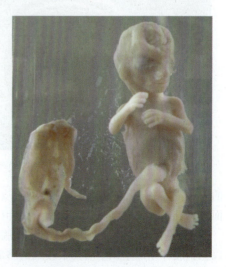

图1-21-12　12周人胚标本

盘,羊膜腔位于胚盘上方,其壁称为羊膜(浅蓝)。卵黄囊位于胚盘的下方。羊膜与细胞滋养层(绿色)相连的部分称为体蒂。滋养层有绒毛形成,称为绒毛膜。胚外中胚层(橘黄)之间有一个大腔,称为胚外体腔。

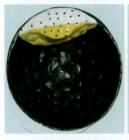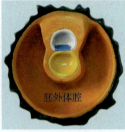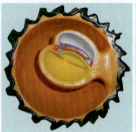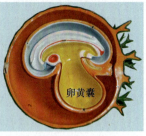

图 1-21-13　胎膜模型

　　模型 3:羊膜囊、卵黄囊均扩大,三胚层形成。体蒂移至胚体的尾端,其内有尿囊(黄色),它是卵黄囊尾侧向体蒂长出的一条盲管。绒毛膜上的绒毛均匀地覆盖在整个绒毛膜的表面。

　　模型 4:胚体发生头褶、尾褶、侧褶,卵黄囊顶的内胚层被卷入胚体,形成原始消化管(黄色)。原始消化管可分出前肠、中肠和后肠。中肠以细的卵黄蒂与卵黄囊相连。随着羊膜囊的扩大,羊膜附着处由胚盘周缘移向胚体腹侧,使体蒂及其中的尿囊与卵黄囊靠拢。绒毛膜上,近体蒂的一面绒毛数目增多,形成丛密绒毛膜。其余部分的绒毛退化消失,形成平滑绒毛膜。

　　模型 5:羊膜囊进一步扩大,胚外体腔已快消失。胚体变成圆柱形,突入羊膜腔内。羊膜包体蒂、尿囊、卵黄蒂形成脐带。

### 2. 胎膜与蜕膜模型(图 1-21-14)

　　此为子宫额状切面。子宫内有一 5 周胎龄的胚胎。根据胚胎植入的位置可区分出子宫的基蜕膜、包蜕膜和壁蜕膜。胚胎在羊膜腔内,借脐带与绒毛膜相连。脐带内可见脐动脉(红色)和脐静脉(蓝色)以及卵黄蒂、尿囊(绿色),绒毛膜已分为平滑绒毛膜和丛密绒毛膜。羊膜与平滑绒毛膜已靠近,其间尚存狭窄的胚外体腔。实际上羊膜和绒毛膜没有模型上这么厚。丛密绒毛膜上的绒毛内含有小血管与脐血管相连。包蜕膜与壁蜕膜已靠近,使子宫腔变小。

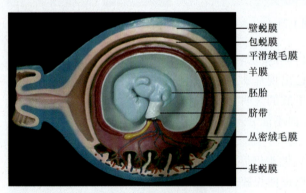

壁蜕膜
包蜕膜
平滑绒毛膜
羊膜
胚胎
脐带
丛密绒毛膜
基蜕膜

图 1-21-14　胎膜与蜕膜模型

　　观察丛密绒毛膜的蜕膜面,可见绒毛悬于胎盘的绒毛间隙内。模型中未显示绒毛主干与基蜕膜相连接的细胞滋养层壳,为模型不足之处。

　　试想胚胎进一步长大,胚外体腔和子宫腔是否还存在?

### 3. 人类胞衣标本

　　胞衣可分为三部分:

　　(1) 胎盘:为厚的圆盘状物。主要由丛密绒毛膜和基蜕膜构成。光滑而布满血管的一面为胎儿面,上有半透明的羊膜覆盖,透过羊膜可见脐血管的分支在绒毛膜板内呈放射状分布。凹凸不平的一面为母体面,可见十多个凸出的小区,称胎盘小叶(图 1-21-15)。

　　(2) 脐带:连于胎盘正中。是由羊膜包裹体蒂、尿囊及卵黄蒂而成。观察脐带的横断面,可以见到胶样结缔组织中有两根较细的脐动脉和一根较粗的脐静脉。

　　(3) 非胎盘部分:较薄,占胞衣面积的大部。但标本上大部已被撕掉,保留不多。它由羊膜、

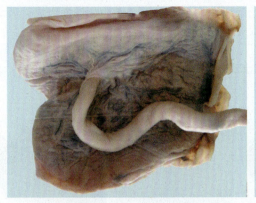 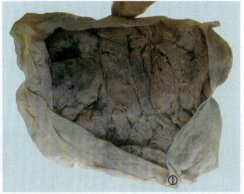

图 1-21-15  人类胞衣标本

左:胎儿面;右:母体面,①示非胎盘部分

平滑绒毛膜、包蜕膜和壁蜕膜构成。

### 4. 胎儿及胎膜标本

胎龄约 5 月左右,胎儿位于羊膜腔内,悬浮于羊水中,借脐带与胎盘相连。绒毛膜已可明显地被区分为丛密绒毛膜和平滑绒毛膜两部分。标本是通过手术由子宫取出,在绒毛膜上难免附有子宫蜕膜成分(图 1-21-16)。

### 5. 胎盘绒毛切片

**【实验材料】**  3~4 月人胎盘  HE 染色

视野下有数个绒毛,其间之空隙即绒毛间隙。绒毛的中轴为胚性结缔组织(胚外中胚层),其细胞多突,相连成网状。胚性结缔组织内有毛细血管及小动、静脉。在绒毛表面有两种细胞,最外层是合体滋养层,为一片深染的细胞质,胞质内含多个细胞核。在合体滋养层与胚性结缔组织之间,尚可找到两三个细胞排成一排的细胞滋养层,细胞着色浅,细胞界限明显(图 1-21-17)。

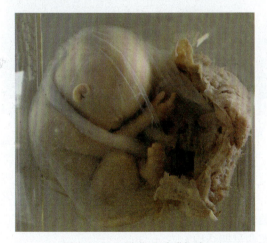

图 1-21-16  胎儿及胎膜标本

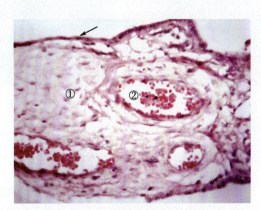

图 1-21-17  胎盘绒毛高倍观

①胚外中胚层;②血管;↑滋养层

## (四) 先天性畸形

### 1. 联体双胎(图 1-21-18)

### 2. 神经管缺陷

由于神经管闭合不全而出现的先天畸形,主要表现为脑、脊髓、颅骨与脊柱异常。

（1）无脑儿（图 1-21-19A）：脑组织很少，并有颅骨缺失。腹面观头部仅由颌面组成。

（2）脑膜脑膨出（图 1-21-19B）：胎儿头部有软性膨出物，颅骨缺损。

### 3. 葡萄胎（图 1-21-19C）

绒毛肿胀呈水泡状，形似生长阶段的葡萄，可分为完全性和部分性两类。图 1-21-19C 所示为完全性葡萄胎，绒毛细长呈棉絮状为正常绒毛，绒毛呈葡萄状即病变所在。

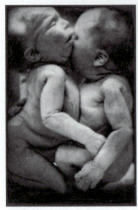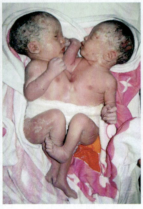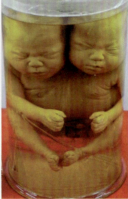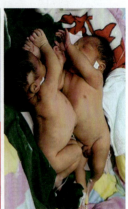

图 1-21-18　联胎标本

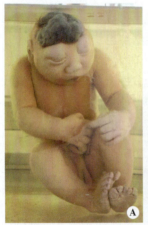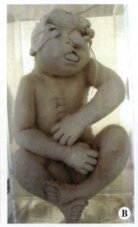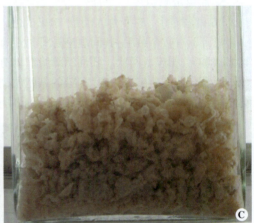

图 1-21-19　先天性畸形

## 三、作　　业

【复习思考题】

1. 受精卵怎样发育成具有两胚层胚盘的胚胎？

2. 胚内中胚层是怎样形成的？它将分化为哪些早期结构？

3. 胚体外胚层分化为哪些结构？在分化过程中可能出现哪些畸形？

4. 胎膜包括哪些结构？请说明它们的来源、结局及在胚胎发育中的作用。

5. 胞衣包括哪些部分？

6. 胎盘的组成、构造和机能如何？

（罗红梅）

# 第22章 颜面的发生

本章内容主要包括鳃器的发生、颜面发生、腭的发生、舌的发生和颈的形成。重点实习颜面发生。颜面发生与鳃器的演变密切相关,鳃器是胚胎的临时性结构,包括鳃弓、鳃沟、咽囊和鳃膜。早期胚胎的颜面由一个口凹及其周围五个突起组成,五个突起分别是额鼻突、左右上颌突及左右下颌突,它们是颜面发生的原基。

## 一、实 验 目 的

(1) 掌握颜面的发生及颜面发生中可能出现的畸形。

(2) 了解口腔与鼻腔的分隔及分隔过程中可能出现的畸形。

(3) 了解颈的发生。

## 二、实 验 内 容

观察显示颜面和颈部发生的5个胚胎头部模型。

(1) 模型1:正面观可见有一凹陷即为口凹,其底部的口咽膜已开始破裂;在口凹周围有五个突起,其中头端为额鼻突(浅蓝),两侧为上颌突(中蓝)和下颌突(深蓝)各一对。额鼻突之下缘两侧为鼻板。侧面观可见背腹走向的鳃弓,前5对明显。鳃弓之间的沟为鳃沟。第1对鳃弓末端分叉成为上颌突和下颌突。

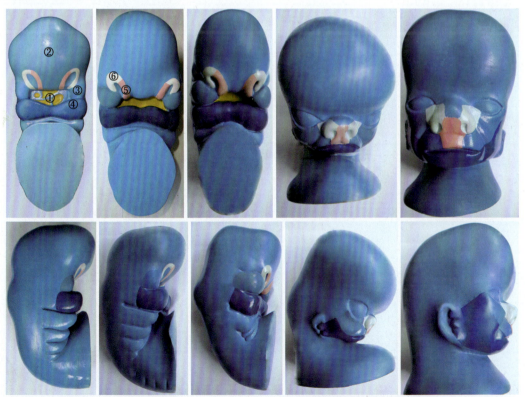

图 1-22-1　颜面发生模型(上排为正面观,下排为侧面观;从左至右依次是1~5号)
①口咽膜;②额鼻突;③上颌突;④下颌突;⑤内侧鼻突;⑥外侧鼻突

（2）模型2：此时鼻板中央凹陷形成鼻窝(浅蓝)，周边的隆起分别称内侧鼻突(浅红色)和外侧鼻突(白色)。上颌突与外侧鼻突即将愈合，左右下颌突已愈合形成下颌及下唇。侧面观第2对鳃弓生长快于第3~6对鳃弓。

（3）模型3：鼻窝加深。左右内侧鼻突向中线靠拢，其下缘部分(浅红)向下延伸，上颌突(中蓝)已与内侧鼻突下缘(浅红)愈合；外侧鼻突外侧的隆起为眼的原基。第1对鳃沟周围形成了几个耳丘(耳廓的原基，呈小结节状)。第2对鳃弓向腹尾侧生长，即将覆盖第3~6对鳃弓，二者间的缝隙为颈窦。

（4）模型4：外侧鼻突已形成鼻翼，原始鼻腔汇合聚中，但外鼻孔朝向腹侧；上颌突(中蓝)已与同侧外侧鼻突(白色)、内侧鼻突(浅红)愈合形成上颌与上唇的外侧份，与同侧下颌突融合形成面颊；眼已基本移至颜面正前方；第1对鳃沟已形成外耳道，其周围的耳丘正在融合形成耳廓。第2对鳃弓完全覆盖第3~6对鳃弓，颈窦闭合，颈形成。

（5）模型5：左右内侧鼻突(浅红)合并形成鼻尖及鼻梁，下缘已延伸形成包括人中在内的上唇正中部分；额鼻突已发育为前额；眼已移至正前方，眶距变窄，眼睑尚未形成；外鼻孔由朝向腹侧转向尾侧；随着颈部的形成，耳廓由尾侧升向头侧，接近成体位置。颜面基本上已具备人的面部形状。

# 三、作 业

**【复习思考题】**

1.颜面发生时可能出现的畸形有哪些？其成因分别是什么？

2.颈是如何形成的？可能出现的畸形是什么？

（罗红梅）

# 第 23 章　消化系统和呼吸系统的发生

人胚发育的第 3~4 周,随圆柱形胚体的逐渐形成,卵黄囊顶部的内胚层被包入胚体内形成原始消化管,其头段称前肠,尾段称后肠,与卵黄囊相连的中段称中肠。前肠将发育分化为咽、甲状腺、食管、胃、十二指肠上段、肝、胆、胰及喉以下的呼吸系统;中肠将发育分化为十二指肠中段至横结肠右 2/3 的消化管;后肠将发育分化为横结肠左 1/3 至肛管上段的肠管。

## 一、实验目的

(1) 掌握咽囊的发生和演变及可能出现的畸形。
(2) 掌握胃肠的发生和泄殖腔的分隔及其在发生中可能出现的畸形。
(3) 了解肝、胆道系统和胰的发生及可能出现的畸形。
(4) 了解呼吸系统的发生及可能出现的畸形。

## 二、实验内容

### (一) 消化呼吸系统的发生

观察大型人胚模型 15~17:

(1) 模型 15:取下左侧外胚层及中胚层,由于胚盘发生头褶、尾褶及侧褶,内胚层已卷成原始消化管,分为前肠、中肠和后肠(黄色),中肠腹侧连于卵黄囊,前肠的头端膨大呈扁囊状,称原始咽,原始咽两侧向外膨出成第 1 对咽囊,原始咽底壁长出囊状隆起即甲状腺原基(绿色),前肠末端腹面内胚层增生形成一隆起称肝憩室(黄色),肝憩室突入原始横隔(粉红色,由间充质组成)中,后肠末端腹侧内胚层与外胚层(粉红色)相贴,共同形成泄殖腔膜,尿囊连于后肠腹面,后肠的尾段膨大,称为泄殖腔(图 1-23-1)。

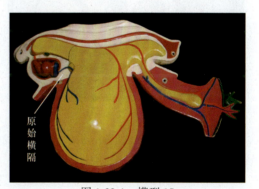

图 1-23-1　模型 15

(2) 模型 16:拿掉左侧外胚层及中胚层,找到原始消化管(黄色),分出前肠、中肠及后肠,原始咽呈扁平囊状,口咽膜已破,原始咽与口凹相通,原始咽两侧壁各长出四个袋状隆起,即第 1、第 2、第 3 及第 4 对咽囊,它们的侧壁与鳃沟的外胚层相贴,在原始咽底壁正中线上有甲状腺基(绿色)(图 1-23-2)。原始咽尾端底壁内胚层向腹侧凹陷形成一纵沟称喉气管沟,此沟随后加深,形成盲囊,即喉气管憩室(图 1-23-3),是气管及肺的始基,喉气管憩室背侧的前肠将形成食管,食管尾侧的前肠稍膨大,将来分化形成胃。肝憩室(褐色)突入横隔内,中肠此时甚短,其腹侧借卵黄蒂与卵黄囊相连,泄殖腔腹面与体蒂内的尿囊相通,其腹侧壁的内胚层与外胚层相贴,构成泄殖腔膜(图 1-23-3)。

(3) 模型 17

1) 原始咽的分化:取下左侧外胚层及内胚层,可见咽扩大成扁平三角形(图 1-23-5),其侧壁有五对咽囊,第一对咽囊将分化为咽鼓管及中耳鼓室,第二对咽囊将形成腭扁桃体的上皮和隐窝,第三对咽囊的腹份将分化为胸腺(褐色),随心脏下降进入前纵隔,第三、第四对咽囊的背份将分化为下、上甲状旁腺(蓝色),第五对咽囊形成后鳃体(绿色),甲状腺原基(绿色)已分化为左右两叶(图

1-23-4,1-23-5)。

2）食管、气管及肺的发生：喉气管憩室已与其背面的食管分开，其末端分化为左右肺芽并突入胸膜腔中，脏壁中胚层包在其表面共同形成肺脏，食管已变细长(图1-23-4,1-23-5)。

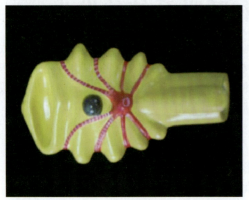

图 1-23-2　模型 16 中的前肠头端腹面观

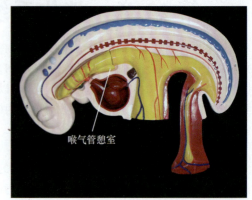

图 1-23-3　模型 16

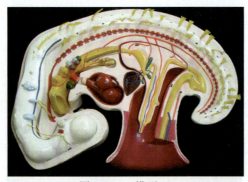

图 1-23-4　模型 17

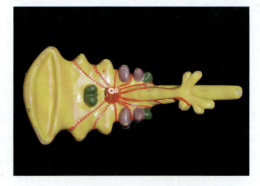

图 1-23-5　模型 17 中的前肠头端腹面观

3）胃和十二指肠的发生：胃的背侧壁形成胃大弯；腹侧壁形成胃小弯，十二指肠生长快，呈马蹄铁型(图 1-23-4)。

4）肠袢的分化：中肠迅速延长，形成肠袢，突入脐带内的胚外体腔中，肠袢顶端连有卵黄蒂，在肠袢尾支上有一囊状膨大，为盲肠突，泄殖腔被尿直肠隔(粉红色)部分分隔，背主动脉的分支——肠系膜上动脉(红色)进入肠袢中(图 1-23-4)。

5）肝、胰及脾的发生：肝憩室末端分为头、尾两支，头支在横隔中迅速生长，形成肝脏(褐色)，并开始由横隔突入腹膜腔，尾支形成胆囊(绿色)，肝憩室的近段分化为胆总管(黄色)，前肠末端内胚层增生长出背胰及腹胰(绿色)。在网膜囊的背侧可见脾脏的始基(褐色)(图 1-23-4)。

6）泄殖腔的分隔：在后肠与尿囊的交界处，间充质向尾侧增生，形成尿直肠隔(粉红色)，将泄殖腔分为背、腹两部分，背侧为原始直肠，腹侧为尿生殖窦(图 1-23-4)。

## （二）胃肠发生及其转位

观察 5 个胃肠发生模型(从胚胎腹面观察)：

（1）模型 1：此时消化管为一直形管道，胃和肠借背系膜连于腹后壁(绿色底板)，胃呈梭形膨大，胃及胃背系膜为肉红色，中肠为蓝色，后肠以红色代表，中肠前端已长出腹胰及背胰(灰色)。以卵黄蒂为界可分出中肠袢的头支和尾支(图 1-23-6)。

（2）模型 2：胃大弯已转至左侧，胃小弯在右侧，中肠袢已转 90°(头支转至右侧，尾支转至左侧)并进入脐腔内，尾支上出现了盲肠突(图 1-23-7)。

（3）模型3：中肠袢仍在脐腔内，头支长长并盘曲，尾支上的盲肠突明显，胃的大网膜上长出了脾脏（图1-23-8）。

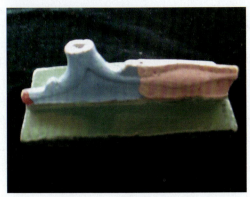

图1-23-6　胃肠发生模型1

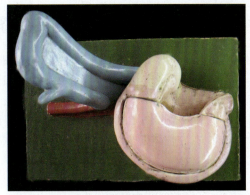

图1-23-7　胃肠发生模型2

（4）模型4：中肠袢已返回腹腔，头支形成了空肠与回肠大部，尾支返回腹腔时，向头侧，再向右侧转了180°，以致盲肠突位于腹腔右上部，尾支大部分位于小肠之上，即为横结肠，后肠上段移至腹腔左侧，将形成降结肠和乙状结肠，此模型的空肠及回肠位置被人为地拉下，并非正常位置（图1-23-9）。

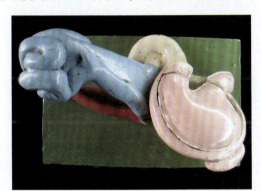

图1-23-8　胃肠发生模型3

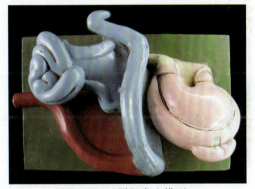

图1-23-9　胃肠发生模型4

（5）模型5：盲肠突处的结肠因生长而延长，形成升结肠，并使盲肠突下降至右髂窝内。中肠袢尾支形成的器官有部分回肠、盲肠、阑尾、升结肠及横结肠右2/3，横结肠左1/3段来自后肠（红色），本模型中空肠、回肠的位置被人为地拉至直肠的前方以显示结肠各段，并非正常位置（图1-23-10）。

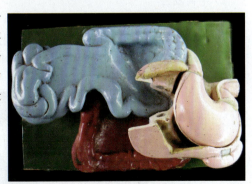

图1-23-10　胃肠发生模型5

## 三、作　业

【复习思考题】

1. 原始消化管演化成哪些器官？在发育过程中常见畸形有哪些？

2. 肝、胆、胰发生的原基是什么？位于何处？其分化如何？

3. 气管食管瘘是如何形成的？

（龙双涟）

# 第24章　泌尿系统和生殖系统的发生

泌尿系统和生殖系统在解剖位置上关系非常密切,其胚胎发生过程也密切相关,两者的主要器官都起源于间介中胚层。间介中胚层头段形成生肾节,尾段形成生肾索,生肾索增大,与体节分离,形成中肾嵴和生殖腺嵴一起突向体腔,称尿生殖嵴。本章实验主要通过观察大型人胚模型15~17和4个胚体尾段模型,来帮助理解理论课中所讲授的内容。胚体尾段模型,其右侧体壁部分除去,左侧体壁全部除去,以便观察泌尿系统和生殖系统的发生。

## 一、实验目的

(1) 了解前肾和中肾的发生。
(2) 掌握后肾的发生及其先天性畸形。
(3) 掌握膀胱和尿道的发生。
(4) 掌握男性和女性生殖腺的发生。
(5) 掌握中肾管和中肾旁管的发生和分化及其可能出现的畸形。
(6) 了解外生殖器的形成和分化及可能出现的畸形。

## 二、实验内容

### (一) 前、中、后肾发生

#### 1. 前肾发生

观察模型15(图1-24-1):

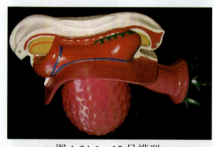

图1-24-1　15号模型

模型左半中胚层,在体节外侧生肾节(间介中胚层)处,可见6对横行小管,叫前肾小管(绿色),前肾小管的外侧端(模型为内侧,是错的)弯向尾侧相互连接形成前肾管。

#### 2. 中肾发生

观察模型16(图1-24-2,图1-24-3):

模型左半中胚层,前肾尾侧生肾索内分化出数十对中肾小管(绿色),每条中肾小管外侧端开口于中肾管(由前肾管向尾端延伸而成),中肾管尾侧末端开口于泄殖腔的侧壁,从腹侧观察腹膜腔时,可见中肾嵴隆起(红色)。

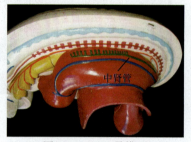

图1-24-2　16号模型

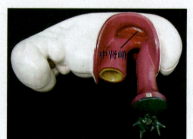

图1-24-3　16号模型

#### 3. 后肾发生

(1) 观察模型17(图1-24-4,图1-24-5):模型右半中胚层,从腹侧观察,在腹膜腔的背壁可见一巨大隆起,即中肾嵴,中肾嵴内侧的纵行隆起叫生殖腺嵴。由背面观察左半中胚层,可见有多条横向的中肾小管(绿色),每条中肾小管的内侧端是肾小囊,外侧端开口于中肾管(绿色)。中肾管末端开口于泄殖腔的侧壁。中肾管在进入泄殖腔之前,向其背面头侧长出输尿管芽,生后肾组织(赤褐色)包在输尿管芽的外面(有的模型已脱落,可看胚体尾段模型)。

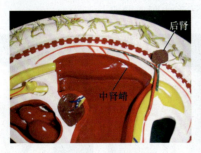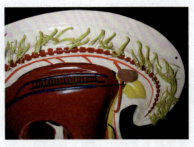

图 1-24-4　17 号模型　　　　　图 1-24-5　17 号模型

(2) 观察第 6 周胚胎胚体尾段模型:模型横断面上(图 1-24-6),由背侧至腹侧依次可见神经管(蓝色)、脊索(红色,实心)、背主动脉(红色)。背主动脉发出的分支,伸入"S"形中肾小管(红色)内侧端的肾小囊内。中肾小管的外侧端与中肾管相通。后肠(黄色)借背系膜悬于胚内体腔中。包在后肠外面的是脏壁中胚层(粉红色)。衬在体表外胚层(蓝色)下面的是体壁中胚层(粉红色),两者之间的腔为体腔。生殖腺嵴及中肾嵴均突入体腔内。

左侧面(图 1-24-7)可见后肠末端膨大部分泄殖腔,其腹面与尿囊(黄色)相连。中肾管下行开口于泄殖腔,中肾管内侧为中肾旁管(红色)。中肾管在接近泄殖腔处发出输尿管芽,为输尿管、肾盂、肾盏和集合管的原基,包裹输尿管芽的红色帽状结构为生后肾组织。

## (二) 膀胱和尿道的发生

膀胱和尿道来源于尿生殖窦。观察胚体尾段模型。

### 1. 第 6 周胚胎胚体尾段模型(图 1-24-6,图 1-24-7)

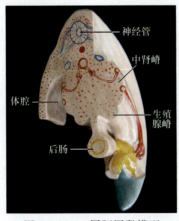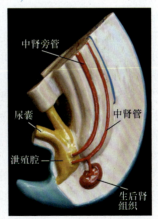

图 1-24-6　6 周胚尾段模型　　　　图 1-24-7　6 周胚尾段模型

### 2. 第 8 周胚胎胚体尾段模型(图 1-24-8)

此模型能见的结构大致与 6 周胚胎模型相同,但此时泄殖腔已经分隔,乃观察重点所在。

后肠与尿囊交界处的间充质增生,形成尿直肠隔(粉红色),将泄殖腔分为背、腹两部分,其中背侧为原始直肠,腹侧为尿生殖窦。泄殖腔膜尚未被分隔。中肾管末段已并入尿生殖窦,中肾管和输尿管分别开口于尿生殖窦。

### 3. 第 11 周胚胎胚体尾段模型(男女各一个)

泄殖腔已完全分隔,泄殖腔膜被分为背、腹两份。背份为肛膜,已破裂,直肠与外界相通;腹份为尿生殖窦膜。输尿管伸长,后肾上升到腰部。尿生殖窦的上段膨大,形成膀胱。此外还有哪些结构参与形成膀胱?

在男性(图 1-24-9),尿生殖窦的中段形成尿道前列腺部和膜部,下段形成尿道海绵体部。在女性(图 1-24-10),尿生殖窦的中段形成尿道,下段形成阴道前庭。

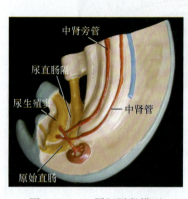

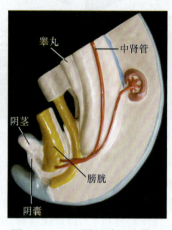

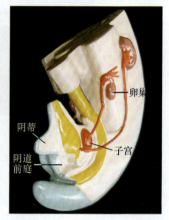

图 1-24-8　8 周胚尾段模型　　　图 1-24-9　11 周胚胎尾段模型　　　图 1-24-10　11 周胚胎尾段模型

### (三) 生殖系统发生

观察 4 个胚体尾段模型:

#### 1. 性别未分化期(6 周,图 1-24-6,图 1-24-7)

间介中胚层,已向体腔隆起形成尿生殖嵴。尿生殖嵴略可分出外侧的中肾嵴和内侧的生殖腺嵴。中肾管(红色)纵行,其尾端通入泄殖腔。中肾旁管(红色)位于中肾管内侧,是由体腔上皮内陷而形成的小管。

#### 2. 性别未分化期(8 周,图 1-24-8)

中肾管开口于尿生殖窦。中肾旁管中段位于中肾管内侧,下段左右合并,末端插入尿生殖窦后壁。外生殖器可分辨生殖结节、尿生殖沟和尿生殖褶。

#### 3. 已分化为男性(11 周,图 1-24-9)

生殖嵴中段已形成睾丸。中肾管保留(想一想中肾管演变成什么结构?),中肾旁管已退化。生殖结节进一步生长演变为阴茎,左、右尿生殖褶在腹侧中线融合,形成尿道海绵体,左、右阴唇阴囊隆起向尾端牵拉,于中线愈合形成阴囊。

#### 4. 已分化为女性(11 周,图 1-24-10)

卵巢已形成,中肾旁管发育为输卵管、子宫及阴道穹隆,中肾管已退化。生殖结节演变成阴蒂,尿生殖褶演变为小阴唇,阴唇阴囊隆起演变为大阴唇。

## 三、作　　业

【复习思考题】

1.简述前、中、后肾的发生和演变过程。

2.尿生殖窦的来源和演变如何?

3.生殖腺和生殖管道的发生和演变如何?

4.多囊肾、马蹄肾、脐尿瘘的成因是什么?

(屈丽华)

# 第 25 章 心血管系统的发生

心血管系统是胚胎发生中最早形成并执行功能的系统,第3周末,血循环建立以后,胚胎可从母体迅速获取营养和氧气,并排除代谢产物和二氧化碳,从而为胚胎提供了良好的发育条件。胚胎首先建立的是一个原始心血管系统,原始心血管系统是对称的,然后经过一系列的改建,演变为成体心血管系统,成体心血管系统是不对称的。

## 一、实验目的

(1) 掌握心脏的发生及常见畸形。
(2) 掌握胎儿血液循环途径、特点及生后的变化。
(3) 了解血岛形成及原始心血管系统的建立。

## 二、实验内容

### (一)原始心血管系统的建立

**1. 血岛和原始血管的发生**

观察大型人胚模型 13 号和 14 号:

(1) 模型 13(图 1-25-1):取下模型左半,可见卵黄囊壁上有许多血岛(红色)。

(2) 模型 14(图 1-25-2):观察卵黄囊壁上的血岛(红色)。在前肠腹侧、口咽膜前下方是生心区,在内胚层上方,可见左右心管(红色),心管前端的卵黄静脉(红色虚线)及心管尾部的背主动脉(红色虚线)正在形成中。

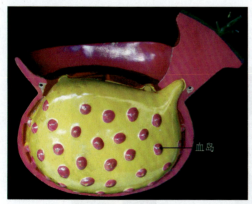

图 1-25-1 13 号模型

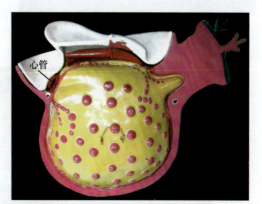

图 1-25-2 14 号模型

**2. 原始心血管系统的发生和演变**

观察大型人胚模型 14 号~17 号:

心管:首先为一对,后合并为一条。头端接腹主动脉。

动脉:腹主动脉融合成动脉囊,经弓动脉与背主动脉相连。背主动脉发出卵黄动脉、脐(尿囊)动脉和节间动脉。

静脉:同侧的前主静脉与后主静脉汇合成总主静脉,与卵黄静脉、脐(尿囊)静脉一起,回流至心脏的静脉窦。

(1) 模型 14(前述,图 1-25-2)。

（2）模型15：左右心管已合并为一条，并且弯曲，位于前肠腹面的围心腔(红色)内。第一对弓动脉与前肠背面的背主动脉相连。背主动脉发出分支到卵黄囊和尿囊，分别称为卵黄动脉和尿囊动脉(动脉全部为红色)。卵黄静脉(蓝色)与心脏相连(图1-25-3)。尿囊静脉(蓝色)沿着体壁中胚层与羊膜胚外中胚层交界处由尾向头延伸进入原始横隔中(图1-25-4)。

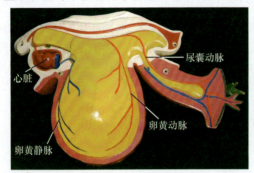

图 1-25-3　15 号模型

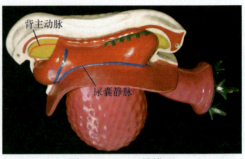

图 1-25-4　15 号模型

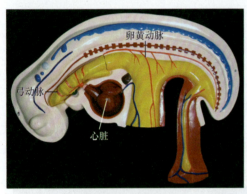

图 1-25-5　16 号模型

（3）模型16：心脏位于围心腔内，心脏头端借动脉干(红色)与动脉囊(皮色)相连，动脉囊处已长出4对弓动脉，在相应鳃弓中走行。并在前肠背侧连于左右背主动脉。背主动脉发出节间动脉、卵黄动脉和尿囊动脉。来自卵黄囊与尿囊的静脉穿过肝憩室进入原始横隔(图1-25-5)。

（4）模型17：在前肠腹侧，可见动脉干与动脉囊相连。动脉囊发出6对弓动脉，在相应鳃弓中走行。并在前肠背侧连于左右背主动脉，左、右背主动脉在咽的尾端合并。原起始于背主动脉的卵黄动脉最后形成分布在前肠的腹腔动脉、分布在中肠的肠系膜上动脉和分布在后肠的肠系膜下动脉，卵黄囊静脉汇入肝憩室中，将发育为门静脉(图1-25-6,1-25-7)。

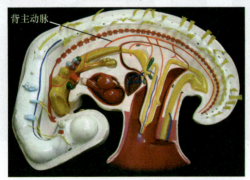

图 1-25-6　17 号模型

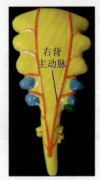

图 1-25-7　原始咽背面观

## （二）心脏发生

### 1. 心脏外形的演变

观察心脏发生模型 1~4 号：

心管形成心球、心室、心房和静脉窦四个膨大。静脉窦分左、右两角。由于心球和心室向腹侧尾端生长，在心球与心室之间形成"U"形的球室襻，继而心房和静脉窦移至心室头端背侧，使心管形成"S"形弯曲。心球继续发育分为三段，即动脉干、心动脉球及原始右心室。心房因腹侧动脉干和背侧食管的限制而向左右扩展,同时,心房和心室之间的狭窄加深,形成房室管。到第5周初,心脏初具成体心脏的外观。

(1) 1 号模型(4 周初,图 1-25-8):心管弯曲呈 S 形,自上而下为第一弓动脉、动脉囊、动脉干、心球(粉红色)、心室(深红色)、心房(深红色)、静脉窦及其左角和右角(蓝色)。

(2) 2 号模型(4 周中,图 1-25-9,图 1-25-10):心管仍呈 S 形,心球与心室之间的弯曲位于围心腔右侧,此时心房在围心腔左方,位于心室的背面。第二对弓动脉出现。

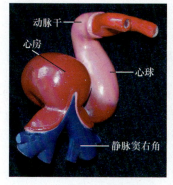
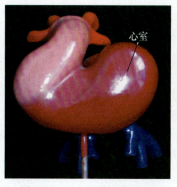
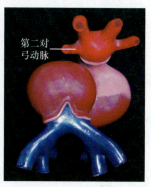

图 1-25-8　1 号模型　　　　图 1-25-9　2 号模型腹面观　　图 1-25-10　2 号模型背面观

(3) 3 号模型(4 周末,图 1-25-11,图 1-25-12)

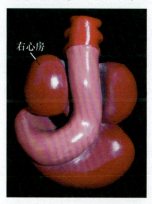
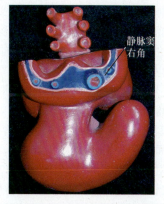

图 1-25-11　3 号模型腹面观　　　　　图 1-25-12　3 号模型背面观

腹面观:左右心房明显,位于动脉干的背面。第三对弓动脉出现。

背面观:静脉窦右角稍扩大,静脉窦左角缩小。

(4) 4 号模型(5 周初,图 1-25-13,图 1-25-14):心脏外形进一步演变,接近成体心脏形状。

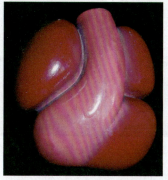
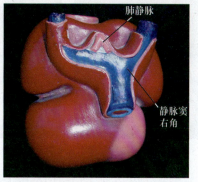

图 1-25-13　4 号模型腹面观　　　　　图 1-25-14　4 号模型背面观

腹面观:心球的近侧段已被吸收并入心室,成为原始右心室,中段为心动脉球,远侧端为动脉干。左、右心房更加扩大。

背面观:静脉窦右角膨大而左角相对变小,肺静脉(粉红色)根部与左心房相连,此时已发出第一级分支形成左右属支。

### 2. 心脏内部分隔

观察心脏发生模型 5-12 号:

心脏各部的分隔是同时进行的,包括:

房室管的分隔:房室管心内膜局部增生,形成背、腹心内膜垫,它们相对生长、融合,将房室管分隔为左右房室管。

原始心房的分隔:原始心房顶部背侧中央首先长出第一房间隔,其与心内膜垫间暂留第一房间孔,第一房间孔封闭,其头侧形成第二房间孔,第一房间隔右侧长出第二房间隔,其上留有卵圆孔,与第二房间孔上下交错。出生前,回流右心房的血液大部通过卵圆孔经第二房间孔入左心房,出生后卵圆孔关闭,左右心房完全分隔。

动脉干和心动脉球的分隔:两个球嵴相对生长并呈螺旋形向心室方向生长,在中线融合形成主肺动脉隔,将动脉干和心球分隔成肺动脉干和升主动脉。

原始心室的分隔:室间隔肌部与心内膜垫之间留有室间孔,随后它被来自室间隔肌部凹缘、心内膜垫和球嵴尾端组织的室间隔膜部所封闭。

静脉窦的演变和永久性左、右心房的形成:静脉窦左角变小,形成冠状窦和左房斜静脉根部。右角并入右心房成为永久性左心房,原始右心房成为右心耳。肺静脉根部形成永久性左心房,原始左心房成为左心耳。

(1) 5~8 号模型:5 号模型腹面的心球与心室前壁一部分已切去。6~8 号模型切去了心脏的腹侧面,显露出心房、心室内部结构。

1) 5 号模型(4 周末,图 1-25-15):发育时间与 3 号模型相同,腹面可见心球近侧段构成的原始右心室,背面和模型 3 相似(图 1-25-12)。心脏内部尚未分隔。

2) 6 号模型(6 周,图 1-25-16,图 1-25-17):房室管背侧壁已长出心内膜垫(红色椭圆形)(应想到切去的房室管腹侧壁上同样长有心内膜垫)。两心房间长出了第一房间隔(浅蓝色),它与心内膜垫之间有第一房间孔。右心房有静脉窦的开口,其瓣膜以深红色及深蓝色表示。背面观:上、下腔静脉通静脉窦右角,静脉窦左角变小,肺静脉(粉红色)分出左右属支。

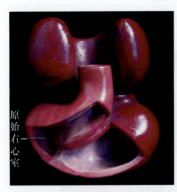
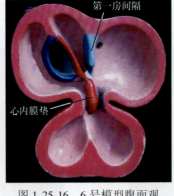
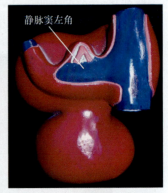

图 1-25-15　5 号模型腹面观　　图 1-25-16　6 号模型腹面观　　图 1-25-17　6 号模型背面观

3) 7 号模型(约第 8 周,图 1-25-18,图 1-25-19):背腹心内膜垫已融合,将房室管分隔为左、右房室管。第一房间孔已消失,第一房间隔头侧形成第二房间孔。第二房间隔(黄色)较厚,位于第一房间隔右侧,其尾端留有卵圆孔。室间隔肌部已从心室底部长出,其与心内膜垫之间的孔称室间孔。背面观:静脉窦右角连上、下腔静脉,左角变小,左右肺静脉的属支各自再分为两支。

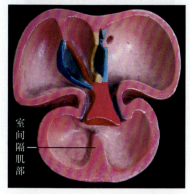

图 1-25-18 7 号模型正面观

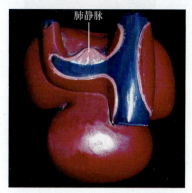

图 1-25-19 7 号模型背面观

4）8 号模型(4 个月以后胎儿心,图 1-25-20,图 1-25-21):第一房间隔与第二房间隔已紧贴,将心房分隔为左、右心房。静脉窦右角已逐渐被吸收成为永久性右心房,原始右心房成为右心耳。肺静脉根部及属支已被吸收成为永久性左心房(暗红色),原始左心房成为左心耳。左右房室瓣已长出。室间隔膜部与肌部融合,室间孔关闭,左、右心室完全分隔。此时心脏为四腔心。背面观:静脉窦右角将成为右心房的一部分,静脉窦左角的一部分已演变成为冠状窦及左房斜静脉的根部。四根肺静脉共同开口于左心房。

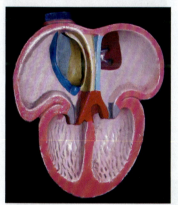

图 1-25-20 8 号模型正面观

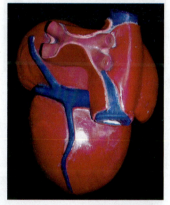

图 1-25-21 8 号模型背面观

（2）9~12 号模型:胚龄约在 5~6 周间,左右心房的侧壁皆已切除,以显示房间隔的生长过程。动脉干、心动脉球以及心室的腹面也被切除,以显示动脉干、心动脉球的分隔及室间隔膜部的形成。在四个模型背面可见静脉窦的演变及肺静脉发育的情况。

1）9 号模型

侧面观(图 1-25-22):第一房间隔(浅蓝色)逐渐向心内膜垫方向生长,其下缘与心内膜垫之间留有第一房间孔。

正面观(图 1-25-23):心动脉球及动脉干的内膜局部增厚,形成两条纵向螺旋形行走的球嵴(蓝色和绿色)。

2）10 号模型

侧面观(图 1-25-24):第一隔上第一孔尚未封闭,其头端出现一些小孔,第二隔(黄色)开始长出。

正面观(图 1-25-25):室间隔上留有室间孔(↑),球嵴相对生长,并向室间孔方向延伸,房室管处可见心内膜垫(红色)。

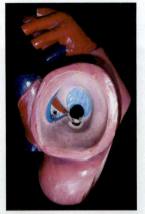

图 1-25-22　9 号模型侧面观

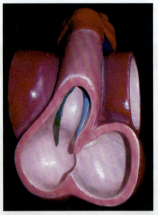

图 1-25-23　9 号模型正面观

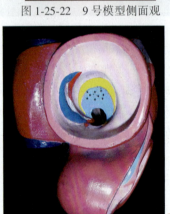

图 1-25-24　10 号模型侧面观

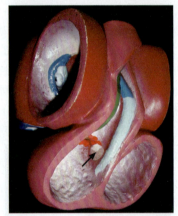

图 1-25-25　10 号模型正面观

3）11 号模型

侧面观(图 1-25-26)：第一隔(浅蓝色)头侧出现第二孔,第二隔(黄色)继续生长,留有卵圆孔。

正面观(图 1-25-27)：两球嵴已在管中央融合,形成螺旋状主动脉肺动脉隔,将心动脉球与动脉干分隔为相互缠绕的升主动脉及肺动脉。

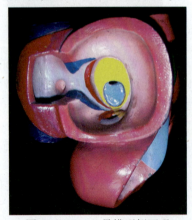

图 1-25-26　11 号模型侧面观

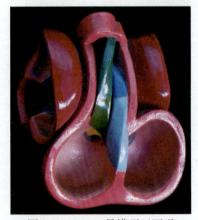

图 1-25-27　11 号模型正面观

4）12 号模型

侧面观与 11 号模型相似。

正面观(图 1-25-28)：心内膜垫长出的薄膜(红色)和两球嵴长出的薄膜(绿色和蓝色)及室间

隔肌部长出薄膜(红色带白点),它们逐渐相互融合而形成室间隔膜部(↑),将两心室完全隔开。

### 3. 心脏先天性畸形

(1) 房间隔缺损 1(图 1-25-29):在房间隔上卵圆孔部位有一大孔,由于第二房间孔形成,第一房间隔被吸收的面积过大,导致卵圆孔未闭所致。

(2) 房间隔缺损 2(图 1-25-30):由于第一房间隔下缘未与心内膜垫融合,第一房间孔不闭合所致。

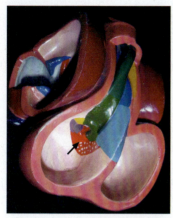 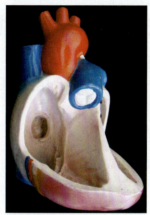 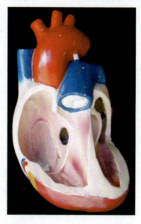

图 1-25-28　12 号模型侧面观　　　图 1-25-29　房间隔缺损 1　　　图 1-25-30　房间隔缺损 2

(3) 室间隔缺损 (图 1-25-31):常见于室间隔膜部,表现为室间隔膜部有一孔,使左、右心室相通。想一想,这种畸形的形成原因是什么?

(4) 法洛四联症(图 1-25-32):心脏有四处畸形:①肺动脉(深蓝色)狭窄;②室间隔膜部缺损;③粗大的主动脉(红色)骑跨在室间隔缺损处;④右心室肥大。这种畸形的原因是什么?

(5) 动脉导管未闭 (图 1-25-33):在肺动脉近心段(蓝色)与主动脉弓(红色)之间,留有一血管(白色↑),即未闭的动脉导管。

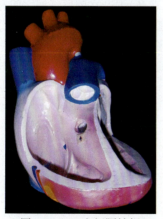 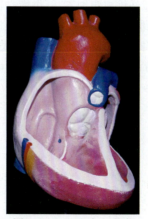 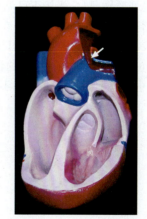

图 1-25-31　室间隔缺损　　　　图 1-25-32　法洛四联症　　　　图 1-25-33　动脉导管未闭

## 三、作　业

【复习思考题】

1. 简述心脏内部分隔及常见畸形。

2. 简述胎儿血液循环的途径、特点及出生后的改变。

(屈丽华)

# 第二篇　综合创新性实验

## 第26章　快速疏松结缔组织铺片的制作

疏松结缔组织又称蜂窝组织,其特点是细胞种类多,主要有成纤维细胞、巨噬细胞、浆细胞、肥大细胞、脂肪细胞等,通过以下方法,可以快速制片并能显示几种主要的结缔组织细胞。

【实验目的】

(1)掌握制作铺片的基本方法和技术。

(2)掌握细胞染色的基本方法和过程。

(3)掌握疏松结缔组织主要组成成分。

【实验器材】　健康成年大鼠,体重200~250g。普通光学显微镜、手术器械、分离针、载玻片、吸管、棉花、手套等。

【实验原理】　巨噬细胞具有吞噬功能,活体注射台盼蓝后,定时取材即可观察到吞噬了台盼蓝颗粒的巨噬细胞在组织器官中的分布。

【实验步骤】　活体注射新配制的1%台盼蓝生理盐水共五次,隔日一次,第一次0.5ml,第二次1ml,第三次1.5ml,第四次2ml,第五次2ml,注射3~4h后取材,过量异戊巴比妥钠皮下注射麻醉致死动物。在腹股沟处取少量皮下组织,用分离针分离平铺于玻片上,愈薄愈好。待干后固定于10%甲醛溶液内15~30min,用自来水洗后,滴加2~4滴美兰染液(0.3%美兰:0.3g美兰加水至100ml)染色1min,用滤纸片吸去多余的染液,即可将样本放在显微镜下观察。

【实验结果】　光镜下可见胶原纤维束粗细不一,纵横交错,蓝色;混杂在胶原纤维之间有单条直行、细丝状的弹性纤维。在纤维之间有许多形态不一的细胞,其中成纤维细胞(fibroblast)核椭圆,胞质不清,细胞数量多;巨噬细胞(macrophage)轮廓清楚,形态多样,核圆形或不规则形,胞质中可见大量粗大的被吞噬的台盼蓝颗粒。肥大细胞(mast cell)细胞三五成群,圆形或卵圆形,胞质中充满大量颗粒,核形态不清。

(李朝红)

# 第27章　显示脂肪的染色方法

脂肪是一种能量储存物,以油滴状的微粒存在多种细胞质内。根据其性质可分为中性脂肪、脂肪酸、胆固醇及髓磷脂以及其他类脂质。它不溶于水而易溶于乙醇、二甲苯、乙醚、氯仿等脂溶剂中,故脂肪标本需用不含乙醇或不能溶解脂肪的固定液固定,其制片一般也只能用冰冻切片或明胶切片,不能用石蜡切片或火棉胶切片。脂肪的染色一般用10%甲醛液固定,最常用的染料有苏丹Ⅲ、苏丹Ⅳ、苏丹黑及油红O等。脂肪被染色,实际上是染料被脂肪溶解吸附而呈现染料的颜色。经研究认为组织中脂质在液态或半液态时,对苏丹染料着色效果最好。根据这一原理,适当提高温度(37~60℃)对组织切片染色效果是有好处的。

**【实验目的】**

(1) 掌握显示脂类物质的方法及结果分析。

(2) 了解不同显示脂类物质方法的操作步骤。

**【实验器材】**　人的体皮,冰冻切片机、恒温水浴箱、染色缸、量筒、试剂瓶、10%甲醛液、核固红显色剂、苏丹Ⅲ、苏丹Ⅳ、苏丹黑B、油红O、明胶、甘油、乙醇、丙酮、石碳酸、异丙醇、铬酸、双蒸水、苏木素染液等。

**【实验方法】**

## 1. 苏丹Ⅲ(Sudan Ⅲ)染色法

(1) 试剂配制

A. 固定液:10%甲醛。

B. 苏丹Ⅲ染液配法:将0.15g苏丹Ⅲ溶解于100ml 70%乙醇或纯丙酮和70%乙醇混合液中(各50ml),临用时过滤,所得滤液即为饱和浓度。

注:浸染时,容器必须盖好,否则乙醇或丙酮挥发,染料沉淀。

C. 甘油明胶配制

| | |
|---|---|
| 明胶 | 40g |
| 蒸馏水 | 210ml |
| 甘油 | 250ml |
| 石碳酸结晶 | 5ml |

先将明胶浸入蒸馏水中2h或更长时间,然后加甘油和石碳酸,加热15min,摇搅直至混合液均匀为止。

(2) 染色步骤

A. 冰冻切片后用漂浮法附贴于载玻片上(载玻片上可涂少量甘油蛋白)。

B. 切片浸入70%乙醇30~60s。

C. 切片浸入苏丹Ⅲ染液中约5~10min或更长时间,置于56℃温箱中。

D. 在70%乙醇中洗涤5~10s。

E. 入蒸馏水洗。

F. 浸染于Harris苏木素或明矾苏木素中淡染5min。

G. 自来水洗,必要时用0.5%盐酸和50%乙醇混合液(盐酸乙醇)分色数秒。

H. 充分水洗,胞核呈蓝色后,经蒸馏水洗1min。

I. 用滤纸将切片周围的水分小心擦掉。

J. 用甘油明胶封片。

### 2. 苏丹Ⅳ(Sudan Ⅳ)染色法

苏丹Ⅳ又名猩红,是苏丹Ⅲ的衍生物,作为脂肪染剂,经各地实验证明,其结果优于苏丹Ⅲ。

(1)试剂配制

| | |
|---|---|
| 苏丹Ⅳ | 0.5g |
| 70%乙醇 | 25ml |
| 丙酮 | 25ml |

配制方法:先将70%乙醇与丙酮混合,后加入苏丹Ⅳ,充分摇匀,过滤后密封保存。

(2)染色步骤:与苏丹Ⅲ染色法完全相同,从略。

### 3. 苏丹黑 B 染色法

(1)试剂的配制

A. 固定液:10%甲醛。

B. 苏丹黑 B 染色液

| | |
|---|---|
| 苏丹黑 B(sudan blank B) | 0.2~0.5g |
| 70%乙醇 | 100ml |

往三角烧杯中装入70%乙醇,再加入苏丹黑,在水浴中边加热边搅拌,直至沸腾达2~3min,取出待冷却后过滤,溶液保存于小磨沙瓶中。

(2)染色步骤

A. 冰冻切片用漂浮法附贴于载玻片上(载玻片上可涂少量甘油蛋白)。

B. 切片浸入70%乙醇30~60s。

C. 切片浸入苏丹黑 B 染液中约5~30min 或更长时间,对于粗大脂滴5min 即可。

D. 入70%乙醇中洗涤5~10s。

E. 入蒸馏水洗。

F. 切片入0.1%核固红染细胞核10min。

G. 自来水洗10min。

H. 用滤纸将切片周围的水分小心擦掉。

I. 用甘油明胶封片。

### 4. 油红 O 染色法

油红 O 作为脂肪染色剂,其染色步骤简便,染色结果肯定,对于显示微小的脂滴比苏丹Ⅲ和苏丹Ⅳ效果更好。

(1)试剂配制

原液:

| | |
|---|---|
| 油红 O | 0.5g |
| 异丙醇(含量98%) | 100ml |

此为油红饱和液,可长期保存备用。

稀释液:

| | |
|---|---|
| 油红 O 原液 | 20ml |
| 蒸馏水 | 20ml |

过滤后应用。

(2)染色步骤

A. 冰冻切片用漂浮法附贴于载玻片上(载玻片上可涂少量甘油蛋白)。

B. 切片经50%异丙醇30~60s。

C. 切片入油红稀释液染 5~15min,避光、密封。

D. 蒸馏水速洗。

E. 60%乙醇镜下分化至间质清晰。

F. 切片入 Marry 苏木素 5min。

G. 自来水洗(必要时可行盐酸乙醇分色)。

H. 甘油或甘油明胶封片。

(3)注意事项

A. 油红染色时应避免试剂挥发过多,否则易形成背景沉淀。

B. 60%乙醇分化时,应于镜下控制至脂肪组织呈鲜红色、间质无色时为度。

【实验结果】　见表 2-27-1。

表 2-27-1　脂肪染色

| 染色方法 | 染色结果 | | |
| --- | --- | --- | --- |
| | 脂类物质 | 细胞核 | 其他 |
| 苏丹Ⅲ(Sudan Ⅲ)染色法 | 橙红色或鲜红色 | 蓝色 | |
| 苏丹Ⅳ(Sudan Ⅳ)染色法 | 猩红色(比苏丹Ⅲ更为清晰) | 蓝色 | |
| 苏丹黑 B 染色法 | 黑色 | 红色 | |
| 油红 O 染色法 | 鲜红色 | 蓝色 | 间质无色 |

【注意事项】　做脂肪染色的组织切片不能切得太薄,过薄的切片脂肪含量少,影响对中性脂肪的显示;染液配制后应静置过滤,否则杂质多,影响染色效果;染色过程中要防止染液发生沉淀,切片在浸入染液时染缸应密封,避免染液挥发,产生沉淀,沉积在组织切片上;切片染色后,不需脱水、透明,直接用甘油明胶或阿拉伯糖胶封片。

(罗红梅)

# 第28章 白细胞分类计数

白细胞分类计数是临床最常用的血液检查方法。目前,临床上白细胞分类计数有仪器法与手工分类法,仪器法多用全自动五分类血细胞分析仪进行,省事、快捷,手工分类法要求涂片、染色、镜检等,步骤多,费时。但通过大量的比较研究证明,嗜酸粒细胞分类计数仪器法优于手工镜检法,当单核细胞、中性粒细胞、淋巴细胞比例在正常范围内时,可以采用仪器分类结果报告,但当单核细胞报告大于正常范围时,无论其他结果如何,均应进行人工镜检复查。由于血液中各种细胞的多形态、多变化性,仪器识别能力有限,因此不能完全取代显微镜人工检查方法。另外,对于一些基层医疗单位而言,使用昂贵的"全自动血细胞分类计数仪"是不现实的,故原始的手工分类法仍然是临床上不可缺少的手段,医学生们必须熟悉。

**【实验目的】**

(1) 熟悉血涂片的制作过程。

(2) 掌握五种白细胞的形态特点,并能在镜下区分。

(3) 熟悉用手工方法对白细胞进行分类,完成白细胞分类报告。

**【实验器材】** 显微镜、香柏油、镜头清洗济、擦镜纸、采血针、消毒用酒精、无菌脱脂棉球、载玻片、蜡笔、瑞氏染液、磷酸盐缓冲液(pH6.4~pH6.8)等。

**【实验步骤】**

(1) 采血,制作成薄厚适宜的血涂片。

(2) 瑞氏染色

1) 血涂片干透后,用蜡笔在涂片两端划线,以防染液溢出,然后将涂片平放在染色架上。

2) 先加瑞氏染色液数滴,使覆盖整个涂片,静置1~2min。

3) 按1:1比例加入磷酸盐缓冲液,与瑞氏染色液混匀,染色10~15min。

4) 用自来水冲去染液,待干备用。

(3) 显微镜观察

1) 低倍镜观察:观察血涂片的染色、白细胞数量和分布情况。

2) 高倍镜或油镜观察:从片头到片尾随机计数100~200个白细胞,按其形态特征进行分类计数,求出各种白细胞所占比值。

白细胞在血涂片中的分布不是很均匀。淋巴细胞在血涂片头体部较多,血涂片尾部和两侧以中性粒细胞和单核细胞较多,异常大的细胞常在片尾。

(4) 不同手工分类计数法的操作

1) 完全记录法:用"正"号表示,依次记录下各种白细胞。缺点:不能随时反应已数细胞总数。

2) 半记录法:默记分类细胞总数,将除中性粒细胞以外的白细胞划出或用手摁计数器计出。

3) 分类计数器计数法:依次记录下100个白细胞就自动停止,读取数值。

**【实验结果与讨论】** 瑞氏染色片上,嗜酸性物质呈红色,嗜碱性物质呈蓝色,中性物质呈粉红色或淡紫红色。白细胞分类计数的意义在于测定外周血液中各种白细胞的相对比值,以观察病人外周血液中各种白细胞的数量、形态和质量变化。从而对疾病做出诊断或治疗后的疗效观察。

**【注意事项】**

（1）血涂片必须干透才能染色,否则细胞在染色过程中容易脱落或溶解。

（2）冲洗时应以流水冲洗,不能先倒掉染液,以防染料沉着在血涂片上。冲洗时间不能过久,以防脱色。如血涂片上有染料颗粒沉积,可滴加甲醇,然后立即用流水冲洗。

（3）染色过淡可以复染,复染时应先加缓冲液,然后加染液。染色过深可用流水冲洗或浸泡,也可用甲醇脱色。

（唐显庆）

# 第29章 胰岛中三种主要内分泌细胞的鉴别

胰岛为胰腺的内分泌部,在普通的 HE 染色片上是一些染色较浅的球形细胞团。胰岛主要有 A、B、D 三种细胞,HE 染色不易区别,目前主要用免疫组织化学方法进行鉴别。

**【实验目的】**

(1) 了解石蜡切片制作过程。

(2) 掌握免疫组织化学方法的原理和操作步骤。

**【实验原理】** 免疫组织化学技术是根据抗原与抗体特异性结合的原理,检测组织中的肽或蛋白质的技术,用标记的抗体与组织中的抗原结合,通过在显微镜下观察标记物而获知该肽或蛋白质在组织中的分布与含量。常用标记物有荧光素(荧光显微镜观察)、辣根过氧化物酶(光镜或电镜观察)(图 2-29-1)。胰岛的 A 细胞分泌胰高血糖素,B 细胞分泌胰岛素,D 细胞分泌生长抑素,先将三种激素作为抗原分别免疫动物制成相应的抗体,然后将三种抗体用标记物标记,将标记好的抗体分别与胰腺组织切片反应,经过显色后即能鉴别这三种激素分泌细胞。

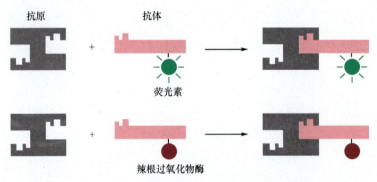

图 2-29-1 免疫组织化学技术原理示意图

**【实验器材】** 豚鼠的胰腺,恒温水浴箱、烤箱、染色缸、量筒、试剂瓶、乙醇、二甲苯、4%多聚甲醛液、Ehrlich 苏木精、PBS、抗胰高血糖素抗体、抗胰岛素抗体、抗生长抑素抗体、SP 试剂盒、DAB 显色剂、双蒸水、中性树胶等。

**【实验步骤】**

**1. 石蜡切片的制作**

(1) 取材和固定:处死动物,打开腹腔,取出胰腺,修剪成大小为 0.5cm×0.5cm×0.2cm 左右的组织块,用 4%多聚甲醛液固定 24h。

(2) 洗涤和脱水:流水冲洗 24h 后,将组织块投入乙醇溶液,由低浓度(70%)开始,逐渐移至纯乙醇,以脱去组织中的水分。

(3) 透明:用二甲苯将组织块中的乙醇置换出来,便于包埋时石蜡浸入。

(4) 包埋:把组织块包埋在石蜡中制成蜡块。

(5) 切片:用切片机将包有组织的蜡块切成 6μm 厚的薄片。

(6) 贴片:将切成的薄蜡片贴在用多聚赖氨酸处理的载玻片上,60℃烘烤 1h 备用。

**2. SP 法免疫组化染色**(streptavidin-perosidase,即链霉菌抗生物素蛋白-过氧化物酶连结法)

（1）脱蜡和水化：依次将切片放入二甲苯Ⅰ—二甲苯Ⅱ—100%乙醇Ⅰ—100%乙醇Ⅱ—95%乙醇—90%乙醇—80%乙醇—70%乙醇—蒸馏水中。

（2）将切片置新鲜配制的 3%$H_2O_2$ 液中 10min，灭活内源性过氧化物酶，蒸馏水洗 3min×3 次。

（3）滴加正常动物（和二抗同一来源）血清封闭液，室温 20 分钟后甩去封闭液。

（4）分别滴加适当稀释的一抗（抗胰高血糖素抗体、抗胰岛素抗体和抗生长抑素抗体），37℃1～2h，PBS 洗涤 5min×3 次。阴性对照用 PBS 代替一抗。

（5）滴加生物素标记二抗，37℃ 30min 后，PBS 洗涤 5min×3 次。

（6）滴加辣根过氧化物酶标记的链霉亲和素（可以和各种生物素标记抗体结合），37℃ 30min 后，PBS 洗涤 5min×4 次。

（7）滴加 DAB 显色剂室温下显色，镜下控制反应时间，适时终止显色反应。细胞中出现棕黄色着色即为阳性反应。

（8）蒸馏水洗涤后苏木素轻度复染，乙醇梯度脱水，二甲苯透明，中性树胶封片。光学显微镜观察。

【实验结果】　胰岛中与抗胰高血糖素抗体反应呈阳性的细胞即为 A 细胞，与抗胰岛素抗体反应呈阳性的细胞即为 B 细胞，与抗生长抑素抗体反应呈阳性的细胞即为 D 细胞。

（刘月顺　屈丽华）

# 第30章　PAS染色法显示肝糖原

肝细胞是一种可执行多种生物化学功能的细胞,合成并储存糖原是其功能之一。PAS染色又称过碘酸雪夫染色,可显示糖原和其他多糖物质。

**【实验目的】**

（1）了解组织化学技术。

（2）掌握PAS染色法的原理和操作步骤,并对细胞的组化研究方法有进一步的认识。

**【实验原理】**　过碘酸是一种氧化剂,它能氧化糖类及有关物质中的1,2-乙二醇基,使之变为二醛,醛与无色的品红硫酸复合物(即希夫试剂)结合,形成紫红色的反应产物。PAS染色可显示糖原、软骨、基膜等物质,在肾小球肾炎时PAS染色可显示基膜和系膜区的改变。

**【实验器材】**　猪的肝脏,恒温箱、染色缸、量筒、试剂瓶、乙醇、二甲苯、Carnoy液、亚硫酸、Schiff试剂、Ehrlich苏木精、蒸馏水、中性树胶等。

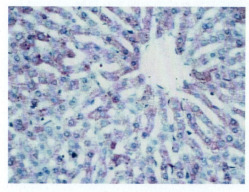

图2-30-1　肝糖元(PAS法染色　高倍)

**【实验步骤】**

（1）切片按常规脱蜡水洗,再用蒸馏水洗涤。

（2）0.5%~1%过碘酸水溶液氧化5~10min。

（3）蒸馏水充分洗涤,至少3次。

（4）Schiff试剂染10~30min。

（5）倾去染液后,直接用亚硫酸冲洗液处理切片3次,每次2min,以达到分化。

（6）自来水冲洗5~10min,使之显现出红色。然后蒸馏水洗1次。

（7）苏木精染核,自来水充分洗涤。

（8）95%乙醇及无水乙醇脱水、二甲苯透明、中性树胶封固。

**【实验结果】**　实验结果为肝细胞核呈浅蓝色,肝细胞内染成紫红色的颗粒为糖原(图2-30-1)。

（张晓红）

# 第31章 生精细胞凋亡的检测

研究结果表明,生精过程中实际产生的精子数量比理论上预测的精子数量少了约25%~75%,其主要原因是精子的退化变性,研究证实这种退变是一种程序性的细胞死亡即凋亡(apoptosis)。目前检测细胞凋亡的方法有很多,这里主要介绍脱氧核糖核酸末端转移酶介导的缺口末端标记法(terminal-deoxynucleotidyl transferase mediated nick end labeling, TUNEL)。

TUNEL法实际上是分子生物学与形态学相结合的研究方法,对完整的单个凋亡细胞核或凋亡小体进行原位染色,能准确的反应细胞凋亡最典型的生物化学和形态特征,可用于石蜡包埋组织切片、冰冻组织切片、培养的细胞和从组织中分离的细胞的凋亡检测。由于该方法可检测出极少量的凋亡细胞,灵敏度远比一般的组织化学和生物化学等测定法要高,因而在细胞凋亡的研究中被广泛采用。

【实验目的】

(1) 了解冰冻切片制作过程。

(2) 掌握TUNEL法的原理和操作步骤。

【实验原理】 细胞凋亡的主要生化特征是其染色质DNA在核小体单位之间的连接处断裂,形成DNA大片段,产生一系列的3′-OH末端,在脱氧核糖核酸末端转移酶(TdT)的作用下,已标记了荧光素、地高辛或生物素的脱氧核糖核酸可被连接到断裂DNA游离的3′-OH上,经显色后,可检测出凋亡的细胞,这类方法一般称为脱氧核糖核酸末端转移酶介导的缺口末端标记法(TUNEL)。由于正常的或正在增殖的细胞几乎没有DNA的断裂,因而没有3′-OH形成,很少能够被染色。

地高辛标记的脱氧核糖核酸(digoxigenin-dUTP)在TdT酶的作用下,可以掺入到凋亡细胞双链或单链DNA的3′-OH末端,与dATP形成异多聚体,并可与连接了报告酶(过氧化物酶或碱性磷酸酶)的抗地高辛抗体结合。在适合酶底物存在下,可产生很强的颜色反应,特异准确地定位出正在凋亡的细胞,因而可在普通光学显微镜下进行观察。

【实验器材】 SD大鼠的睾丸,冰冻切片机、恒温水浴箱、烤箱、染色缸、量筒、试剂瓶、4%多聚甲醛液、PBS、TUNEL试剂盒、核快红显色剂、双蒸水、水溶性封片剂等。

【实验步骤】

(1) 试剂配制

1) 磷酸缓冲液PBS(0.01mol/L,pH7.4):

| | |
|---|---|
| KCl | 0.2g |
| $KH_2PO_4$ | 0.2g |
| NaCl | 8.0g |
| $Na_2HPO_4 \cdot 12H_2O$ | 1.934 |

2) 含2%$H_2O_2$的PBS缓冲液(pH7.4):$H_2O_2$ 2.0ml;PBS缓冲液98.0ml。

(2) 冰冻切片制作

1) 取材:新鲜SD大鼠睾丸取出后迅速置于-25℃的冰冻切片机内,滴上包埋剂固定在组织支承器上,速放于冷冻台上,冰冻。

2) 切片:调好欲切的厚度,一般在5~10μm间。将切片贴在载玻片上。

(3) 冰冻组织切片预处理:将冰冻组织切片置4%多聚甲醛中,于室温固定10min后,去除多余液体。用PBS洗5min×2次。置乙醇∶乙酸(2∶1)的溶液中,于-20℃处理5min,去除多余液体。用 PBS 洗 5min× 2 次。

（4）将冰冻切片置 2%H₂O₂ 的 PBS 缓冲液中，于室温反应 5min。

（5）用 PBS 洗 5min ×2 次，用滤纸小心吸去组织周围的多余液体。

（6）立即在切片上加 TUNEL 反应液，于湿盒中 37℃ 孵育 1h（TUNEL 反应液按说明书配制，50μl 每片）。

（7）PBS 洗 5min× 3 次，擦干周围组织水分。

（8）在切片上滴加 50μl 过氧化物酶标记的抗地高辛抗体，于湿盒中 37℃ 孵育 30min。

（9）PBS 洗 5min ×4 次，擦干周围组织水分。

（10）在切片上滴加 NCIP/NBT 显色液，室温显色 10～30min，光镜下观察，适时终止。

（11）PBS 洗 3min×3 次。

（12）用核快红于室温复染 3~5min，光镜下观察，适时终止，自来水冲洗。

（13）水溶性封片剂封片，60℃ 烘干。

（14）在光学显微镜下观察并记录实验结果。胞核着紫蓝色者为阳性结果。

【实验结果】 生精上皮中胞核着紫蓝色者为凋亡的生精细胞，核着红色的为正常的生精细胞。从图上可以看出在生理情况下存在一定数量的生精细胞凋亡（图 2-31-1，图 2-31-2）。

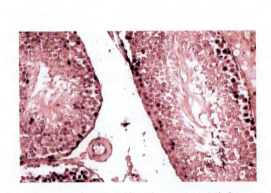

图 2-31-1 正常生精上皮（TUNEL 法染色）

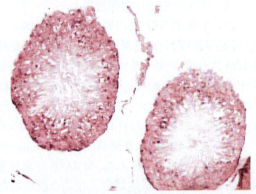

图 2-31-2 正常生精上皮（阴性对照）

【注意事项】 一定要设立阳性和阴性对照。阳性对照的切片可使用 DNase I 部分降解的标本，阳性细胞对照可使用地塞米松（1μg）处理 3~4h 的大、小鼠胸腺细胞或人外周血淋巴细胞。阴性对照不加 TdT 酶，其余步骤与实验组相同。

（李美香）

# 第32章 胚胎发育综合创新性实验

胚胎发育事件非常复杂、十分隐蔽、早期胚胎又十分微小，而且各种组织结构连续不断发生演变。理论教学极为抽象，教学效果一直不令人满意。开设综合性、设计性、研究探索性的胚胎学实验教学，对提高胚胎学教学效果与学生综合素质极为重要。由于鸡胚发育周期短，取材较易，且发育早期的胚层形成、体节发生、神经管的形成、平盘胚变成圆柱胚的过程与人胚胎大致相同，因此我们将观察鸡胚胎早期发育过程中的各种结构、器官的发生与演变作为胚胎学实验教学内容改革的主要部分，使胚胎学实验教学由单纯的验证性实验转变为综合性研究性实验。

## 一、教学设计目的

（1）提高教学质量：使学生通过研究性胚胎早期发育实验，掌握胚胎早期各种组织结构的发生、胚胎各器官系统的演变及胚体外形的演变、畸形胎儿的基因表达差异。

（2）提高学生综合素质：通过胚胎早期发育实验教学，培养学生的观察能力、动手能力；了解胚胎发育的基本研究方法，如取材、切片制作及染色技术等形态学研究方法；了解胚胎发育与畸形发生的机制研究方法。培养学生分析问题、解决问题的能力和科研兴趣。

## 二、鸡胚发育实验程序

【实验目的】

（1）了解胚胎发育实验的一般方法。

（2）掌握不同发育阶段鸡胚不同结构发生。

（3）熟悉鸡胚发育的标本制作。

【实验器材】 新鲜受精鸡蛋、恒温水浴箱、鸡胚观察箱、体视解剖显微镜、培养皿、手术器械、甲醛、硝酸水、苦味酸、浓硫酸、卡红、铵明矾、冰醋酸、硼砂。

【实验步骤】

（1）采集受精鸡蛋，准备好孵化箱。

（2）鸡胚孵育：将鸡蛋用温水洗净，注明产蛋及孵育时间，将鸡蛋平放在孵卵的木盘上，置38℃温箱内孵育，于温箱内放水一杯，保持一定的湿度，每天通风1~2次，同时将鸡蛋翻转90°。

鸡蛋的孵化的时间为21天。观察不同发育阶段的结构发生须在不同时间取胚胎材料（参见后表）。

（3）取胚：将孵化的鸡卵从温箱内取出，从大端钻一小孔，然后用小剪刀或镊子将卵壳孔扩大，露出卵黄，即可看到胚盘，将卵白全部倾出，剪去多余的卵壳。用小弯剪从胚盘的边缘将胚盘剪下，用塑料小药匙将胚盘取出，放入盛有生理盐水的小玻皿内，有卵黄的一面向上。用吸管吸取少量盐水，重复几次把卵黄冲净。否则切片易碎，对整装标本亦影响观察。最后用镊子夹住卵黄膜，于盐水内轻轻摇动，卵黄膜即可从胚盘上脱下来。用药匙将胚盘移至另一个玻皿内将卵黄洗净。将胚盘移至固定液内固定，为了防止胚盘的卷起或皱叠，可用与胚盘大小相等的滤纸压在胚盘上。

孵化16~24h的鸡胚胚盘很小，而且很薄，在操作时极易破碎，因此操作不甚熟练者最好先作36h的鸡胚，待掌握技术后再作16~24h的鸡胚。

（4）鸡胚固定：早期鸡胚对固定液无严格要求，一般认为用含苦味酸或硝酸的液体较好，或依所观察的目的选择适合的液体固定。

### 附 1：McClung 甲醛-硝酸混合液配制

| | |
|---|---|
| 10%甲醛 | 30ml |
| 10%硝酸水 | 10ml |

### 附 2：Kleinenherg 苦味酸-硫酸混合液

| | |
|---|---|
| 苦味酸饱和水溶液 | 50ml |
| 浓硫酸 | 1ml |
| 蒸馏水 | 150ml |

亦可用 3~5%硝酸水溶液，或 Bouin 液均可。

早期鸡胚的胚盘很薄，于上述液体固定只需 30~60min 即可。较大的鸡胚需 3~6h。

（5）染色：早期鸡胚在制作教学标本时多采用整体染色法，或依观察内容选择染色法。固定后的鸡胚用蒸馏水洗数次，染 Mayer 卡红或 Gre-nacher 硼砂卡红溶液染 1~2 天，取出用含 0.5%的盐酸乙醇液分色，至胚体清晰显出为止。

### 附 1：Mayer 卡红明胶液染液的配制：

原液：

| | |
|---|---|
| 卡红酸 | 1g |
| 铵明矾 | 10g |
| DW | 200ml |

待上液全部溶解后，加入甲醛 1ml。

作用液：

| | |
|---|---|
| 卡红明矾原液 | 5ml |
| 冰醋酸 | 0.4ml |
| DW | 100ml |

### 附 2：Gre-nacher 硼砂卡红溶液配制

| | |
|---|---|
| 卡红 | 3g |
| 硼砂 | 4g |
| DW | 100ml |

混合后煮沸 30min 或直接溶解，再加入 70%乙醇 100ml 静止一至两天过滤使用。

（6）切片标本及整胚标本制作

1）鸡胚切片制作：经盐酸乙醇鉴别后的鸡胚，经各级乙醇脱水，时间视胚的大小而定，一般为 30~60min。为防止引起胚胎有较大的收缩和使胚盘卷摺，可不用无水乙醇，从 95%乙醇取出直接入冬青油或香柏油脱水透明，透明后移至苯内短时将冬青油洗去。浸蜡、包埋。

鸡胚标本很薄，极易卷折，应尽量减短浸蜡时间和使用软蜡 如 45℃熔点为适合，浸蜡时间一般勿超过 20~40min。

包埋的方向很重要，一般应切横断或矢状断面切片。作教学标本不需粘连续切片，而是将孵化各期的典型部位如原条、体节等，单一或几个内容粘在一张载片上，脱蜡封固。科研工作中，则需粘连续的切片，以观察胚胎发育的整体情况。

2）完整鸡胚标本制作：透明后的早期鸡胚标本，整体封固于载片上，观察其外形结构是必要的，如原条、原凹、体节、心脏及脑泡等。为了使标本外形美观，将胚盘剪成长方形或沿胚盘的边缘剪成圆形，放在载物片上，滴浓树胶加盖片封固，对较大的鸡胚用表玻璃来代替盖片，可避免压坏标本。

【实验观察与讨论】 逐日观察鸡胚的孵育情况，认真记录每一个细小变化，尤其是胚胎外形的演变情况。在鸡胚切片和整胚片中重点观察胚胎各内部结构出现的时间及其变化，观察主要器官系统的演变情况(注意从连续切片中了解胚胎的动态变化)。

**【思考题】**　在制作鸡胚整装片时应注意哪些问题?

**附:鸡胚在孵育过程中的发育与形态变化**

第1天:鸡胚的原肠胚开始形成,原肠胚雏形隐约可见,最初是消化道、脊索,然后是神经管,头、眼、血岛开始形成,原肠胚及周围组织长约0.7cm,但验蛋时不易辨认。

第2天:神经管及前、中、后脑形成,心脏形成并开始跳动,血管出现。胚盘体及周围组织长约1cm,验蛋时可见在卵黄阴影中有一小黑点,血管和心跳尚看不出。

第3天:胚胎约长0.55cm,卵黄囊、羊膜和绒毛膜出现,卵黄囊血管形成,卵黄囊内径约1cm,胚胎的鼻、翼、后肢开始形成,尿囊亦开始出现,验蛋时可见卵黄上有一小黑点及血丝。

第4天:胚胎长0.77cm,卵黄囊血管包围卵黄达1/3,胚体各器官已基本具备,胚胎形态与哺乳类相似。

第5天:胚胎继续增大,长达1cm,已具有鸟类的外形,头弯向胸部,雌雄分化,尿囊发达,与卵壳膜靠近,验蛋可见心跳,翻蛋可见一透明囊,即为尿囊。

第6天:胚胎长1.38cm,啄形成,卵黄囊血管包围卵黄2/3以上,翅与腿的构造可区别出来,验蛋时可见胚胎有收缩(羊膜的收缩)。

第7天:胚胎长约1.42cm,尿囊急剧增大,与绒毛膜相贴并愈合,形成尿囊绒毛膜。眼增大,脚上已长出脚趾。

第8天:胚胎长1.5cm,羽毛出现,胚胎的肋骨、肺、胃、肝明显。

第9天:胚胎长2cm,啄开始角质化,尿囊几乎包围整个胚胎。眼睑已达虹膜。

第10天:胚胎长2.1cm,尿囊绒毛膜在卵的小端合拢,脚趾明显,整个背部、颈部和大腿有羽毛乳头。

第11天:胚胎长2.5cm,眼睑几乎达于瞳孔,头部和翅上长出羽毛,尿囊液达最大量。

第12天:胚胎长3.57cm,啄上分出鼻孔,全身覆有长的绒毛,肾脏开始工作。

第13天:胚胎长4.34cm,头上覆有绒毛,在眼的周围也长出羽毛芽。

第14天:胚胎长4.47cm,完全覆有绒毛,胚胎以横着的位置改变为与长轴平行,头向蛋的大头。

第15天:胚胎长5.83cm,眼睑盖住眼睛,胫部及脚趾上鳞片形成。

第16天:胚胎长6.2cm,头上的冠和肉垂已很明显。

第17天:胚胎长6.5cm,啄上的鼻孔已经形成,羊水和尿囊液已开始减少。

第18天:胚胎长7.0cm,胫部及脚被鳞片覆盖,眼睛睁开,羊水和尿囊液明显地减少,啄已朝向气室。

第19天:长7.3cm,剩余的卵黄,自肚脐处入体腔内,尿囊动脉、静脉退化萎缩,胚胎头向蛋的钝端,啄穿入气室开始呼吸,头夹左右翼下,两腿弯曲朝向头部,以便于破壳时挣扎有力,胚胎头部肌肉特别发达,便于帮助破壳,验蛋时看到壳内胚胎呈黑色,除看到胎动外,还可在气室下看到粗的血管。贴耳细听,有时可听到雏鸡的叫声。

第20天:胚胎长8cm,开始破壳,尿囊萎缩,雏鸡可见,在壳内有叫声。

第21天:雏鸡孵出。

(张建湘)

# 第 33 章　鼠胚胎标本的制作

小鼠出生后 2~3 个月即达成熟,妊娠时间较短,仅 19~21 天,小鼠胚胎的胎龄容易掌握。每胎产仔 8~10 只,属于高产实验动物,故在短期内可获得较多的实验材料。因此许多实验室用妊娠小白鼠作为实验材料,进行发育生物学、胚胎致畸学及各种药物筛选等研究。

【实验目的】
(1) 学会饲养、繁殖小鼠。
(2) 学习捉拿、麻醉小鼠的基本方法。
(3) 学会获取不同时间段的小鼠胚胎标本。
(4) 熟悉小鼠胚胎的取材和固定方法。
(5) 了解小鼠胚胎的包埋和切片方法。

【实验动物】　性成熟小鼠。

【实验器材】　动物饲养笼、动物饲料、恒温水浴箱、培养皿、手术器械、体视解剖显微镜、PBS、甲醛、生理盐水、水合氯醛、各种浓度乙醇、Ehrlich 苏木素染液、0.5%伊红乙醇溶液、中性树胶、载玻片、盖玻片、免疫组化试剂等。

【实验步骤】
(1) 小鼠动情期的观察及胎龄的确定:取成熟小鼠,体重 26~34g,鼠毛洁白光滑,紧贴皮肤,腹部丰满,行动活跃者为佳。

1) 动情期:外阴部暗红,充血肿胀,阴道口开放,阴道黏膜干燥,阴道分泌物涂片可见大量无核角化上皮细胞,即确定为动情期,此时即可将雄性与雌性小鼠以 1:2 或 1:1,每日下午 4~6 时开始同笼交配,次日早晨 8 时检查阴栓或阴道涂片,确定是否受精。

2) 阴栓观察法:出现阴栓即可认为是妊娠第一天,亦即鼠龄的第 0 天,阴栓是雄雌性小鼠交配后精液与阴道分泌物凝结而成,一般在交配后数分钟即能出现。最初白色而柔软,随后逐渐变硬转呈黄色,能维持十余小时。

3) 精子涂片法:在雌鼠阴道内滴 1~2 滴生理盐水,然后挤压在载玻片上进行涂片,直接在显微镜下观察,或者固定后进行 HE 染色,观察到有精子存在者即为已交配,定为鼠龄的第 0 天,查出小鼠受孕后应进行雄雌分笼喂养。

(2) 取材

1) 取不同时间段的胎鼠时,用水合氯醛(0.36ml/100g)麻醉孕鼠。

2) 剖开小鼠表皮、腹膜;拉出子宫,将孕鼠子宫从基部剪下,将呈串珠状的子宫剪断(图2-33-1,图 2-33-2),每取 1 个串珠放在含有 PBS 培养基的平皿中,将子宫壁肌肉撕开露出里面的绒球,将其与子宫分离。

3) 解剖显微镜下用尖头镊子拨脱羊膜,剪断脐带,分离出胚胎,放入冰预冷 DEPC 水配制0.1mol/L PBS 备用。

(3) 固定:制作一般切片可用 Bouin 液固定。

Bouin 固定液配制

| | |
|---|---|
| 饱和苦味酸 | 75ml |
| 40%甲醛 | 25ml |
| 冰醋酸 | 5ml |

饱和苦味酸的制备：在水中加粉末的苦味酸，直到不再溶解。

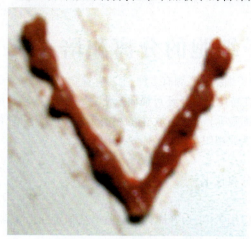

图 2-33-1　妊 10 天小鼠子宫

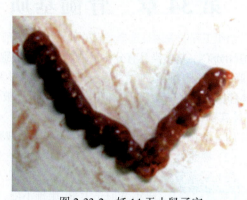

图 2-33-2　妊 14 天小鼠子宫

（4）包埋与切片：胚胎组织极易收缩，用乙醇脱水应从低浓度的 30% 乙醇开始，至 95% 乙醇时就可转入冬青油或香柏油与乙醇的等量混合液，再进入纯冬青油或香柏油透明，然后以甲苯（在二甲苯中易脆）漂洗，入低熔点石蜡包埋，常规切片或连续切片，切片须按胚胎标本要求的方位进行。连续切片，厚度以 10~20μm 较适于观察胚胎发育的各期过程。切片后的处理及染色等按常规处理。

部分标本进行整胚固定，整胚免疫组化或特殊染色。

【实验观察与讨论】　小鼠发情周期约为 5 天，学会用观察阴栓和阴道涂片方法判断小鼠合笼后是否受孕。取胚前先做好实验准备工作，熟悉雌鼠生殖器官结构与取胚步骤。

卵裂开始在输卵管内进行，并由输卵管上端移向子宫，约在 80 小时进入子宫。根据这些情况即可了解受精卵在发育各阶段所处的小鼠生殖管道的时间与部位，按需要取材。一般情况下，1~3 天胚龄的标本取自输卵管，4~5 天胚龄者取自输卵管和子宫，6 天以上者全从子宫取出。取材时，为稳妥起见，可在胚胎各发育阶段连同输卵管或子宫同时固定。如为定方位切片，则可在固定后小心剖开各器官后进行相应处理，即能避免胚胎不必要的损伤。

（龙治峰　屈丽华）

# 第34章　骨髓基质干细胞的分离和培养

组织工程的关键是选择适宜的种子细胞,目前种子细胞的来源有多种,主要有骨髓。骨髓基质干细胞(BMSCs)是一类具有分化潜能的成体干细胞,在特定条件下还可横向分化为成骨细胞、软骨细胞、脂肪细胞、肝细胞、神经细胞、心肌细胞、血管内皮细胞等。BMSCs取材方便,易于体外扩增,可进行自体移植而不存在组织配型和免疫排斥的问题,被认为是组织工程中最佳的种子细胞。

【实验目的】

(1) 掌握骨髓的组织结构和骨髓基质干细胞分离技术。

(2) 熟悉体外组织细胞培养方法。

(3) 了解骨髓基质干细胞生物学形态特征及应用价值,为开展骨髓基质干细胞研究打基础。

【实验动物】　成年 Wistar 大鼠,雌雄不限,体重 140~170g。

【实验器材】　胎牛血清,低糖 DMEM,淋巴细胞分离液(密度为 1.077g/ml),二氧化碳恒温培养箱,超净工作台,恒温水浴箱,倒置相差显微镜,普通光学显微镜,体视解剖显微镜,离心机,培养皿,培养瓶,手术器械,吸管,离心管,手套等。

【实验步骤】

(1) 骨髓基质干细胞的分离:健康成年 Wistar 大鼠,麻醉后处死,75%乙醇浸泡 15min,在超净工作台内无菌条件下取股骨和胫骨,在体视解剖显微镜下除去骨表面附着的肌肉和骨膜,D-Hank 液清洗干净。用剪刀将两端干骺端切除,显露骨髓腔。用含 15%FBS 的低糖 DMEM 培养液冲洗骨髓腔,以冲出骨髓。用 5 号针头的注射器反复冲打骨髓,制成单细胞悬液。将骨髓细胞悬液沿管壁缓慢注入预先加有等体积淋巴细胞分离液的离心管中,2000r/min 离心 25min。小心吸取界面层细胞,用 DMEM 洗 2 次。加入基础培养液(为含 15%胎牛血清的低糖 DMEM),血细胞计数板计数,调整细胞浓度。

(2) 骨髓基质干细胞的原代培养:将上述所得细胞悬液按 $1×10^6$ ~ $1×10^7$ 个/ml 密度接种于塑料培养皿,置 37℃、5%$CO_2$、饱和湿度条件下培养,于培养后的 48h 和 96h 更换培养液,并用低糖 DMEM 冲洗 3 次,以去除未贴壁的造血细胞,以后每 3d 换液一次,进一步去除未贴壁的细胞。

(3) 骨髓基质干细胞观察:用倒置相差显微镜观察每天细胞的生长情况并拍照记录。

【实验结果】　大鼠骨髓基质干细胞生长情况及形态学特点:原代培养 8h 骨髓基质干细胞开始贴壁生长,其他杂质细胞悬浮于培养基中;3d 后贴壁细胞逐渐变为梭形并且增大,少数细胞呈现多角形,高倍镜下可见细胞质丰富,细胞较大,呈椭圆形,轮廓清晰,核内可见核仁存在;1 周后大部分细胞贴壁延伸,体积变大,数目增多,多呈长梭形或三角形;至 8~12d 贴壁细胞融合为单层,可用胰酶消化后传代、鉴定以作为后续研究用。

【思考题】

(1) 骨髓基质干细胞的生物学特征有哪些?

(2) 如何获得足够的骨髓基质干细胞作为组织工程学的种子细胞?

(3) 细胞培养的基本过程有哪些?细胞培养时注意哪些问题?

(4) 就你所知,骨髓基质干细胞的可能性应用包括哪些方面?

【参考资料】

(1) 鄂征主编 . 1995. 组织培养和分子细胞学技术 . 北京:北京出版社

(2) 程雷,聂林,谢青,汤继文 . 2005. 大鼠骨髓基质干细胞的培养鉴定及向成骨细胞诱导分化的实验研究 . 中华物理医学与康复杂志,27(3):138~140.

(李朝红)